全国医药中等职业技术学校教材

中药化学基础

全国医药职业技术教育研究会　组织编写

张　梅　主编　　杜方麓　主审

化学工业出版社

生物·医药出版分社

·北京·

本书共分两篇十一章：第一篇总论共二章，主要介绍中药化学发展概况和中药化学成分的基本提取、分离方法及初步鉴定方法；第二篇各论共九章，主要介绍中药中生物碱、苷类、黄酮类、蒽醌类、香豆素类、萜类与挥发油、皂苷、强心苷等的结构、性质、提取分离及初步鉴定方法；附录收载了试剂的配制方法及部分溶剂相关的内容。各主要章节后面均有实训，用于加强学生的实际操作能力培养。

本书既可作为医药中等职业教育中药制药、药物分析、中药学、药学等专业师生用书；也可作为中药制药相关领域科技人员的参考用书。

图书在版编目（CIP）数据

中药化学基础/张梅主编 . —北京：化学工业出版社，2005.12（2020.1 重印）

全国医药中等职业技术学校教材

ISBN 978-7-5025-7997-5

Ⅰ. 中⋯　Ⅱ. 张⋯　Ⅲ. 中药化学基础-专业院校-教材　Ⅳ. R284

中国版本图书馆 CIP 数据核字（2005）第 148715 号

责任编辑：余晓捷　孙小芳　李少华	文字编辑：向　东
责任校对：王素芹	装帧设计：关　飞

出版发行：化学工业出版社　生物·医药出版分社
　　　　　（北京市东城区青年湖南街 13 号　邮政编码 100011）
印　　刷：北京京华铭诚工贸有限公司
装　　订：三河市振勇印装有限公司
787mm×1092mm　1/16　印张 10¼　字数 235 千字　　2020 年 1 月北京第 1 版第 12 次印刷

购书咨询：010-64518888　　　　　　售后服务：010-64518899
网　　址：http://www.cip.com.cn
凡购买本书，如有缺损质量问题，本社销售中心负责调换。

定　　价：28.00 元

《中药化学基础》编审人员

主　　编　张　梅（湖南省医药中等专业学校）

主　　审　杜方麓（湖南中医学院）

副 主 编　张秀琴（河南省医药学校）

编写人员　（按姓氏笔画排序）

王　勇（山东中医药高级技工学校）

刘京渤（北京市医药器械学校）

李晓瑜（广州市医药中等专业学校）

张　梅（湖南省医药中等专业学校）

张秀琴（河南省医药学校）

赵　晶（天津市药科中等专业学校）

谢曼丽（上海市医药学校）

全国医药职业技术教育研究会委员名单

会　长　苏怀德　国家食品药品监督管理局

副会长　（按姓氏笔画排序）

王书林　成都中医药大学峨眉学院

严　振　广东化工制药职业技术学院

陆国民　上海市医药学校

周晓明　山西生物应用职业技术学院

缪立德　湖北省医药学校

委　员　（按姓氏笔画排序）

马孔琛　沈阳药科大学高等职业技术学院

王吉东　江苏省徐州医药高等职业学校

王自勇　浙江医药高等专科学校

左淑芬　河南中医学院药学高职部

白　钢　苏州市医药职工中等专业学校

刘效昌　广州市医药中等专业学校

闫丽霞　天津生物工程职业技术学院

阳　欢　江西中医学院大专部

李元富　山东中医药高级技工学校

张希斌　黑龙江省医药职工中等专业学校

林锦兴　山东省医药学校

罗以密　上海医药职工大学

钱家骏　北京市中医药学校

黄跃进　江苏省连云港中医药高等职业技术学校

黄庶亮　福建食品药品职业技术学院

黄新启　江西中医学院高等职业技术学院

彭　敏　重庆市医药技工学校

彭　毅　长沙市医药中等专业学校

谭骁彧　湖南生物机电职业技术学院药学部

秘书长　（按姓氏笔画排序）

刘　佳　成都中医药大学峨眉学院

谢淑俊　北京市高新职业技术学院

全国医药中等职业技术教育教材建设委员会委员名单

前　言

半个世纪以来，我国中等医药职业技术教育一直按中等专业教育（简称为中专）和中等技术教育（简称为中技）分别进行。自 20 世纪 90 年代起，国家教育部倡导同一层次的同类教育求同存异。因此，全国医药中等职业技术教育教材建设委员会在原各自教材建设委员会的基础上合并组建，并在全国医药职业技术教育研究会的组织领导下，专门负责医药中职教材建设工作。

鉴于几十年来全国医药中等职业技术教育一直未形成自身的规范化教材，原国家医药管理局科技教育司应各医药院校的要求，履行其指导全国药学教育、为全国药学教育服务的职责，于 20 世纪 80 年代中期开始出面组织各校联合编写中职教材。先后组织出版了全国医药中等职业技术教育系列教材 60 余种，基本上满足了各校对医药中职教材的需求。

为进一步推动全国教育管理体制和教学改革，使人才培养更加适应社会主义建设之需，自 20 世纪 90 年代末，中央提倡大力发展职业技术教育，包括中等职业技术教育。据此，自 2000 年起，全国医药职业技术教育研究会组织开展了教学改革交流研讨活动。教材建设更是其中的重要活动内容之一。

几年来，在全国医药职业技术教育研究会的组织协调下，各医药职业技术院校认真学习有关方针政策，齐心协力，已取得丰硕成果。各校一致认为，中等职业技术教育应定位于培养拥护党的基本路线，适应生产、管理、服务第一线需要的德、智、体、美各方面全面发展的技术应用型人才。专业设置必须紧密结合地方经济和社会发展需要，根据市场对各类人才的需求和学校的办学条件，有针对性地调整和设置专业。在课程体系和教学内容方面则要突出职业技术特点，注意实践技能的培养，加强针对性和实用性，基础知识和基本理论以必需够用为度，以讲清概念，强化应用为教学重点。各校先后学习了《中华人民共和国职业分类大典》及医药行业工人技术等级标准等有关职业分类、岗位群及岗位要求的具体规定，并且组织师生深入实际，广泛调研市场的需求和有关职业岗位群对各类从业人员素质、技能、知识等方面的基本要求，针对特定的职业岗位群，设立专业，确定人才培养规格和素质、技能、知识结构，建立技术考核标准、课程标准和课程体系，最后具体编制为专业教学计划以开展教学活动。教材是教学活动中必须使用的基本材料，也是各校办学的必需材料。因此研究会首先组织各学校按国家专业设置要求制订专业教学计划、技术考核标准和课程标准。在完成专业教学计划、技术考核标准和课程标准的制订后，以此作为依据，及时开展了医药中职教材建设的研讨和有组织的编写活动。由于专业教学计划、技术考核标准和课程标准都是从现实职业岗位群的实际需要中归纳出来的，因而研究会组织的教材编写活动就形成了以下特点：

1. 教材内容的范围和深度与相应职业岗位群的要求紧密挂钩，以收录现行适用、成熟规范的现代技术和管理知识为主。因此其实践性、应用性较强，突破了传统教材以理论知识为主的局限，突出了职业技能特点。

2. 教材编写人员尽量以产学结合的方式选聘，使其各展所长、互相学习，从而有效地克服了内容脱离实际工作的弊端。

3. 实行主审制，每种教材均邀请精通该专业业务的专家担任主审，以确保业务内容正确无误。

4. 按模块化组织教材体系，各教材之间相互衔接较好，且具有一定的可裁减性和可拼接性。一个专业的全套教材既可以圆满地完成专业教学任务，又可以根据不同的培养目标和地区特点，或市场需求变化供相近专业选用，甚至适应不同层次教学之需。

本套教材主要是针对医药中职教育而组织编写的，它既适用于医药中专、医药技校、职工中专等不同类型教学之需，同时因为中等职业教育主要培养技术操作型人才，所以本套教材也适合于同类岗位群的在职员工培训之用。

现已编写出版的各种医药中职教材虽然由于种种主客观因素的限制仍留有诸多遗憾，上述特点在各种教材中体现的程度也参差不齐，但与传统学科型教材相比毕竟前进了一步。紧扣社会职业需求，以实用技术为主，产学结合，这是医药教材编写上的重大转变。今后的任务是在使用中加以检验，听取各方面的意见及时修订并继续开发新教材以促进其与时俱进、臻于完善。

愿使用本系列教材的每位教师、学生、读者收获丰硕！愿全国医药事业不断发展！

全国医药职业技术教育研究会
2005 年 6 月

编 写 说 明

本书由全国医药职业技术教育研究会组织编写，供医药中等职业教育中药制药、药物分析、中药学、药学等专业使用。

根据全国医药职业技术教育培养目标及教学大纲的规定，本教材内容以植物类中药为主要对象，着重介绍中药中各重要类型化学成分的结构、性质，提取分离和检识的基本知识、基本理论和基本技能，并注意突出中药化学为中药现代化和产业化服务的思想。根据本学科属于应用基础学科的特点，在保证知识的系统性、完整性的基础上，本教材充分注重实用性，尽可能考虑当今中专毕业生在实际工作中的需要。

本教材在以前各版中专教材的基础上，对内容进行了较大的调整，删减了一些研究性的、具有探讨性的、层次较深的理论知识，如原教材中的大孔树脂色谱法、光谱法等内容；将一些应用不广的知识内容从重点章节调到了非重点章节，如木脂素；在教材后面增加了附录内容，供学生查阅；增加了中药化学成分的初步鉴定方法一节。同时，对各章的具体内容也进行了一定的调整和修改；将以往的实验部分由研究性的实验改为实训，分散在各章后面，加强实践训练操作，以重点培养学生的操作技能为目标。

在本教材的编写过程中，各学校给予了大力支持和帮助，许多同仁也对教材的编写提出了宝贵的意见和建议，在此深表谢意。

限于编者的水平和能力，加之时间仓促，书中难免存在不妥之处，敬请读者批评指正。

编 者

2005 年 7 月

目　　录

第一篇　总　　论

第一篇 总 论

第一章 绪 论

第一节 中药化学的含义和研究内容

中医药是我国劳动人民在长期与疾病做斗争中创造和发展起来的，是具有独特理论体系和丰富临床实践经验的传统医药学。几千年来，中国医药学对中国人民的健康做出了重大贡献。中药是中国医药学中的重要组成部分，是中医学用以防病、治病的武器。我国幅员辽阔，有着丰富的中药资源。中药来源于自然，为天然产品，在国际上也越来越受到重视，中药的开发研究和利用有着很好的前景。

中药化学是一门用现代的化学理论和方法来研究中药中化学成分的学科。其内容主要是研究植物类中药中有效成分的结构、理化性质、提取、分离精制和鉴定等基本理论和基本技能。

第二节 中药化学的发展概况

人类的医药知识是在生活劳动以及长期同疾病做斗争中不断实践、不断发展与发明、不断总结积累起来的。我们的祖先在中医药应用和研究中也曾在中药化学领域内创造出不少领先于同时代的研究方法和成果，使中国古代的医药化学同其他自然科学一样，居世界领先地位。例如，在炼丹的实践中发展了汞、锌等的制剂，开创了无机化学制备药物的先河，有的药物直到现在仍在临床中应用。在中医药学的历史发展长河中，甚至能够看到即使在现代的中药化学研究中也属常用的研究方法和研究手段的应用实例。例如，酶水解、酸水解、碱水解以及其他一些提取、分离制备纯成分药物的方法和实践。在明代李梴的《医学入门》（公元1575年）中就曾经记载过用发酵法从五倍子中获得没食子酸的方法，即"五倍子粗末，并矾、曲和匀，如作酒曲样，入瓷器遮不见风，候生白取出。"李时珍《本草纲目》卷三十九中亦有"看药上长起长霜，则药已成矣"的记载。文献中的"生白"、"长霜"均是指没食子酸结晶之意，这是世界上最早用发酵法从中药、也是从天然药物中分离得到的有机酸结晶。又如《本草纲目》卷三十四中对用升华法等制备、纯化樟脑的过程进行了详细的记载，但真正现代意义上的天然药物化学研究是从18世纪末才开始的。

19世纪初，法国药学家Derosone（1804年）和德国药学家F. A. W. Serturner（1806年）先后从鸦片中提取分离出具有镇痛镇咳作用的有效成分吗啡，开创了现代从天然药物中提取分离出有效成分的历史。此后，有效成分不断地从药用植物中被提取分离出来，如奎宁、阿托品、麻黄碱、芦丁、利血平、甘草皂苷、洋地黄毒苷等。

我国中药化学或天然药物化学的近代研究和开发基本上是从 20 世纪 20 年代研究麻黄碱开始，至 50 年代建立了较大型的天然麻黄素提取工业。30 年代则以研究延胡索的成绩最为突出，分离出延胡索乙素、丁素、戊素等止痛成分。80 年代以来，伴随我国经济的飞速发展，中药化学的研究成果也足以让人们感到自豪和骄傲。据统计，从中草药中共发现 800 余个新化合物，从中药中提取分离出 200 余种有效成分。

从最近十几年国内外中药研究状况看来，中药化学的研究已越来越得到世界各国的重视，对其在中药的开发、利用中的基础性和不可或缺性的认识也越来越高。在研究思路方面，更注重以活性为指标，追踪有效成分的分离，特别是国内尤为重视符合中医理论的活性指标，并从中药单味药研究向中药复方研究发展。具体研究目标方面，多针对或根据临床实际的需要，从中药中寻找对目前严重危害或影响人类健康和生存的疾病如癌症、艾滋病、心脑血管系统疾病、病毒性疾病、老年性疾病等确有疗效的有效成分或药物。研究方法和手段方面，重视引进和结合现代科学技术的最新理论和技术成果，大大加快了研究的速度，提高了研究水平，极大地拓开了研究的深度和广度，许多过去不敢涉足的领域，如机体内源性生理活性物质，微量、水溶性、不稳定的成分，大分子物质如多糖、多肽、鞣质等以及中药复方药有效物质等的研究，都已成为可行和可能。此外，对具有新、奇、特结构骨架的化合物的追求，以及对新的中药资源的寻找，如对海洋生物的中药寻找开发，引起了政府和中药研究人员的极大关注。

第三节　学习中药化学的目的和意义

中药化学是学习中药药剂学、中药鉴定学、中药炮制学、中药药理学、中药制剂检验分析等学科的基础学科；中药化学中的基本理论知识、基本方法为中药现代化的研究提供方法和理论，也为开发新的中药提供理论依据。具体来说有以下方面的意义。

1. 为合理采集中药材、妥善贮藏中药提供科学依据

植物类中药常因采集季节和用药部位的不同，其有效成分的存在和含量差异很大。当掌握了原植物在生长过程中各部位有效成分的变化规律时，就能在最适宜的季节采集其有效成分含量最高的部位。例如麻黄的有效成分麻黄碱，主要存在于其茎的髓部，以秋季含量最高（可达 1.3%），因此，应在 8～10 月采集其茎，才能保证药材质量；青蒿素是青蒿抗疟的有效成分，测定各地产的青蒿中青蒿素的含量高峰，均在 7 月中旬至 8 月中旬花开前叶茂期，所以采集青蒿宜在花开前、叶茂盛时。

中药在贮藏过程中，受温度、日光、空气、虫蛀等影响，常会破坏其有效成分，使其含量降低或流失。因此，必须了解中药所含的成分，才能根据其理化特性加以妥善贮藏。例如含植物油、挥发油类的中药材，在较高温度下，其油分容易向外溢出，并氧化变质，所以应贮藏于阴凉处。

2. 为合理炮制中药提供理论依据

中药的炮制对中药饮片质量影响很大，我们的祖先早就认识到饮片通过炮制处理可使中药药性、气味发生变化，从而提高药效或降低烈性、减少毒性等。因此，研究中药中化学成分炮制前后的变化，有助于阐明中药炮制原理，提出合理的炮制方法和制定统一的炮制标准等。例如醋制延胡索的"增效"原理，是使其镇痛有效成分生物碱——延胡索乙素成盐而易溶于水，提高煎出率；附子炮制"制毒"原理，是使其毒性成分乌头碱类减少，并水解成毒

性仅为 1/2000 的乌头原碱；目前国内一些制药企业在掌握了乌头炮制"制毒"原理的基础上，将乌头类中药传统的"水漂后辅料煮制"的炮制老工艺改为"水蒸"的新工艺，并提出新制品有毒成分乌头碱的限量检查，以控制其质量，既避免了老工艺在泡、浸、漂过程中总生物碱的损失，又收到缩短工艺过程和制品安全、有效的效果。

3. 为中药剂型改进提供理论依据

传统中药制剂是我国历代药工长期生产实践的结晶，并在医疗保健事业中发挥了巨大的作用，但由于历史条件的限制，尚存在某些不足之处。例如，传统制剂中，许多是汤剂或者将中药材或饮片粉碎成粉末加工成丸剂、散剂等，使其制剂的用量较大，或消化吸收困难，或制剂稳定性较差，也难以客观地控制质量指标。因此，有必要在研究中药有效成分的基础上，研究出既保持传统特点又优于原有剂型的新剂型系列。如将汤剂中的中药饮片经提取分离制成颗粒速溶冲服剂，将传统的丸剂、散剂制成微型胶囊，以及将中药中有效成分提取分离出来制成现代的一些剂型等。

4. 为中药真伪鉴别、质量控制提供客观指标

中药的真伪鉴别和质量控制是保证中药质量、充分发挥其药效的关键。中药的鉴别方法包括形态鉴别和理化鉴别，不能单凭传统经验进行识别和质量控制，当了解了中药中有效成分及其理化性质后，就可以提出更可靠的客观指标，并借以制定科学的药材或制剂的质量标准。例如《中华人民共和国药典》（2010 年版）规定洋金花含生物碱以东莨菪碱计算，不得少于 0.15%，这比以形态为主的质量控制标准更科学和客观。

5. 为扩大、开辟、寻找新药物资源提供有效途径

当从某一中药中提取分离出有效成分后，就可以根据此成分的结构、性质，从亲缘科属植物甚至从其他科属植物中寻找同一有效成分，从而扩大了中药的资源。例如从毛茛科植物黄连中提取分离出抗菌消炎成分小檗碱，当黄连的药材资源短缺时，根据小檗碱的结构、性质等，从小檗属中的许多种植物中发现有小檗碱这种成分，所以小檗科的一些植物可以替代毛茛科植物黄连作为提取小檗碱的原材料，从而为小檗碱开辟了新的药物资源。当中药中的有效成分确定了，而该成分的中药资源紧缺或植物中该有效成分极低，或该有效成分的不良反应严重时，可以采取半合成或合成的方法，改造有效成分的化学结构，增强药物的有效性，降低不良反应，扩大药物资源。例如从植物青蒿中提取分离的抗疟成分青蒿素，将其制成青蒿素类似物——青蒿素甲醚和青蒿素单酯钠，其抗疟作用比青蒿素更强；从植物秋水仙中提取所得的抗癌成分秋水仙碱结构改造后的秋水仙胺，抗癌作用不变，而毒性比秋水仙碱低 10~20 倍；茶叶中含神经兴奋药咖啡碱，但含量很低，大量从茶叶中提取咖啡碱成本很高，根据咖啡碱的结构情况设计有机合成的工艺，合成咖啡碱的成本要低很多，扩大了咖啡碱的药物资源。

6. 为探索中药防病、治病原理提供理论依据

用现代科学方法探索中药防病、治病的原理是医药工作者的一项重大任务。如果弄清楚了某中药的有效成分，就有利于进一步探讨其作用机理，化学结构与疗效、毒副作用之间的关系，以及其在人体内的吸收、分布、代谢等过程，从而可以以现代药理学表述中药的功效。例如从人参、黄芪、刺五加等扶正固本药物中提取、分离出多糖类成分，通过药理实验证明其对机体免疫功能有促进作用后，就可以初步认为中医的"扶正固本"治则可能与增强机体免疫功能有关。

综上所述，学习中药化学的最终目的是为了继承发扬祖国的医药学遗产，促进中医药现

代化。目前，在人类"回归大自然"的新潮流中，中药及天然药物不仅作为医疗、保健药品，而且延伸到食品、化妆品的领域，毫无疑问，中药化学在其中起着重要的作用。作为药学专业的学生，应该努力学习好这门课程，为祖国乃至全人类的医药事业做出贡献。

第四节　中药中各类化学成分简介

一、有效成分的概述

中药中的化学成分很复杂，往往一种中药中就含有许多种化学成分，如糖、蛋白质、油脂、有机酸、树脂、色素、水、无机盐、苷类、生物碱、黄酮、蒽醌、木脂素、鞣质、香豆素、挥发油等，但不是所有成分对人体都有生物活性，往往可能只有其中某种或几种化学成分对人体有生物活性，所以通常将中药中的化学成分分为有效成分和无效成分两类。所谓有效成分一般是指具有生物活性、能用分子式或结构式表示，并具有一定的物理常数（如熔点、沸点、旋光度、溶解度等）的单一化合物（常称单体）。如果提取物去掉了部分杂质但尚未提纯成为单体化合物，一般称为有效部分或有效部位。那些与有效成分共存的其他化学成分则一般称为无效成分或杂质。有效成分和无效成分的划分也不是绝对的。例如鞣质，在大多数中药中对治疗疾病不起作用，被视为无效成分，而在地榆、五倍子等中药中具有收敛、止血、抗菌消炎的作用，则视为有效成分。另外，随着科学的不断发展，有些过去认为无效的成分，如多糖、蛋白质等，现已发现有些植物中的多糖和蛋白质具有生理活性，如人参中的多糖和新鲜天花粉中的蛋白质分别具有抗癌、引产的活性，故应列为有效成分。一种中药中也有可能同时存在几种不同类型的有效成分，例如补骨脂中就含有抗白癜风的有效成分香豆素类——补骨脂素，以及强壮身体的有效成分黄酮类化合物——补骨脂甲素和补骨脂乙素。

二、中药化学成分的分类

中药中化学成分的类型很多，本教材要介绍的是一些常见的主要类型。有关它们的基本结构、性质、提取分离和检识方法等方面的内容将在第二篇的各论中分别介绍。下面就一些常见类型的中药化学成分做一简单介绍。

1. 糖类

糖类是中药中普遍存在的化学成分，是一类多羟基醛或酮的化合物。根据其分子水解的情况，糖类一般分为单糖、低聚糖和多糖及其衍生物。单糖多为无色晶体，有旋光性，味甜，具还原性，易溶于水，难溶于无水乙醇，不溶于乙醚、苯等极性小的有机溶剂。低聚糖通常为 2~9 个分子的单糖脱水缩合而成的化合物，易溶于水，难溶或几乎不溶于乙醇等有机溶剂，故在含低聚糖的水提液中加入乙醇时低聚糖可沉淀析出。多糖已失去单糖的性质，大多不溶于水，有的即使溶于水，也只能形成胶体溶液。

2. 苷类

苷类是糖或糖的衍生物与非糖化合物（称为苷元或配基）通过苷键结合的一类化合物。多数是无色、无臭的晶体，能溶于水，可溶于乙醇、甲醇，难溶于乙醚或苯，有些苷可溶于乙酸乙酯、三氯甲烷。而苷元则大多难溶于水，易溶于有机溶剂。

3. 醌类化合物

醌类化合物是一类分子中具有醌式结构的化合物。分子中多具有酚羟基，有一定的酸性。游离醌类多溶于乙醇、乙醚、苯、三氯甲烷等有机溶剂，微溶或难溶于水。结合成苷后，极性增大，易溶于甲醇、乙醇。在热水中也可以溶解。

4. 苯丙素类化合物

苯丙素类是一类分子中以苯丙基（6C-3C）为基本骨架的化合物。植物中以香豆素和木脂素为典型的两类。

（1）香豆素　其基本结构是由顺式邻羟基桂皮酸环合成的内酯。游离香豆素溶于沸水、甲醇、乙醇和乙醚；香豆素苷类溶于水、甲醇、乙醇。

（2）木脂素　其基本结构是由两分子苯丙基构成。游离木脂素为脂溶性，难溶于水，能溶于苯、三氯甲烷、乙醚、乙醇等有机溶剂。木脂素苷水溶性增大。

5. 黄酮类化合物

黄酮类化合物是泛指基本骨架为6C-3C-6C的一系列化合物。多具有酚羟基，显酸性。游离黄酮类化合物易溶于甲醇、乙醇、乙酸乙酯、乙醚等有机溶剂及稀碱溶液中。黄酮苷类化合物一般易溶于水、甲醇、乙醇、吡啶等极性溶剂。

6. 萜类和挥发油

萜类是指分子结构中含两个以上异戊二烯基的一类化合物。根据分子结构中的异戊二烯基的个数可将萜类分为单萜、倍半萜、二萜、三萜等。单萜和倍半萜多为具有特殊香气的油状液体，在常温下可以挥发，可随水蒸气蒸馏；或为低熔点的固体。二萜和二倍半萜多为结晶性固体。游离萜类化合物亲脂性强，易溶于醇及脂溶性有机溶剂，难溶于水，具有内酯结构的萜类化合物可溶于碱水，酸化后又从水中析出。萜类苷化后有一定的亲水性，能溶于热水、甲醇、乙醇等极性有机溶剂。

挥发油又称精油，是一类植物中所含的可随水蒸气蒸馏、与水不相混溶的油状液体物质。这类物质所含化学成分比较复杂，不同植物中的挥发油所含成分大不相同，但主要是有脂肪族、萜类和芳香族化合物以及它们的含氧衍生物如醇、醛、酸、酚、醚、内酯等组成；此外还包括含氮及含硫化合物。挥发油为无色或淡黄色的透明油状液体，具特殊气味，常温下能挥发，有较强的折光性和旋光性；在水中的溶解度极小，易溶于大多数有机溶剂，如乙醚、苯、石油醚、乙醇等。

7. 生物碱

生物碱是一类存在于生物体内的含氮有机物，具有碱性，能与酸结合成盐。游离的生物碱大多不溶于水，能溶于乙醇、三氯甲烷、丙酮、乙醚和苯等有机溶剂。而生物碱盐尤其是无机盐和小分子有机酸盐则易溶于水及乙醇，不溶于或难溶于常见的有机溶剂。

8. 甾体类化合物

甾体类化合物是一类结构中具有环戊烷并多氢菲甾核的化合物。中药中有效成分多见甾体皂苷。甾体皂苷元多有较好的结晶形状，能溶于亲脂性有机溶剂如石油醚、三氯甲烷等，不溶于水。甾体皂苷一般可溶于水，易溶于热水、稀醇，不溶或难溶于石油醚、苯、乙醚等亲脂性有机溶剂。甾体皂苷的水溶液多具有起泡性、溶血性和鱼毒性。

9. 鞣质

鞣质又称单宁，是一类复杂的多元酚化合物的总称，可与蛋白质结合成致密、柔韧、不易腐败又难透水的化合物。大多为无定形粉末，能溶于水、乙醇、丙酮、乙酸乙酯等极性大的有机溶剂，不溶于乙醚、三氯甲烷、苯、石油醚等极性小的有机溶剂，可溶于乙醚和乙醇的混合溶液。其水溶液遇重金属盐如醋酸铅、醋酸铜等能产生沉淀，还能与蛋白质、多种生物碱类形成沉淀。

10. 有机酸

有机酸是指一类分子结构中含羧基的有机物，有明显的酸性，具有羧酸的性质；含 8 个碳原子以下的低级脂肪酸或不饱和脂肪酸在常温下多为液体，较高级的脂肪酸、多元酸、芳香酸类多为固体；含 4 个碳原子以下的小分子有机酸可溶于水，含 4 个碳原子以上的大分子的有机酸难溶或不溶于水；芳香酸一般有升华性和挥发性，可利用此性质分离芳香酸。

11. 色素

色素是中药中广泛存在的一类有颜色的化学成分的总称，如黄酮、蒽醌、花色素、叶绿素以及多萜烯色素等。通常根据其溶解性分水溶性和脂溶性色素两类。水溶性色素一般指黄酮、蒽醌、花色素及其苷类，可溶于水，多视为有效成分；脂溶性色素一般指叶绿素、多萜烯等色素，均不溶于水，可溶于石油醚、乙醚、苯、二硫化碳和三氯甲烷等有机溶剂，多视为杂质。

12. 植物油和蜡

植物油指植物中的油脂，是一类高级脂肪酸与甘油结合成的酯类化合物，常为油状液体，无色或淡黄色。蜡是高级一元醇与高级饱和脂肪酸所形成的酯类化合物，在常温下呈固体，白色或淡黄棕色。植物油和蜡均不溶于水，易溶于乙醚、三氯甲烷、四氯化碳、二硫化碳、苯、汽油和石油醚等非极性有机溶剂。

13. 树脂

树脂是某些植物在生长时期所产生的一类分子比较大的复杂成分，通常存在于植物组织的树脂道中，是植物体受伤后分泌出的液体物质，露置于空气中则渐渐变为固体或半固体。固体状树脂无定形，有光泽，易碎，受热时先变软而后熔融，最后成黏稠的液体，燃烧时产生浓烟及明亮的火焰。树脂均不溶于水。

思 考 题

1. 掌握有效成分、无效成分、有效部分等概念。
2. 何谓鞣质？具有什么性质？
3. 油脂和蜡在结构上有何差异？性质又有何不同？
4. 何谓树脂？有什么特点？
5. 何谓色素？常根据什么分类？
6. 中药中常见化学成分有哪些？将其按溶解性分类归纳。

（张 梅）

第二章 中药化学成分的 提取分离和鉴定方法

中药品种繁多，内含化学成分也很复杂，要想研究和应用其中的某些成分，必须将这些成分提取、分离并进行纯化。这是研究中药化学成分的一个重要步骤。因不同成分的结构及性质各异，采用的提取分离方法也不同。特别是近年来，一些先进技术在提取分离中的运用，大大缩短了对中药有效成分研究和运用的周期。但无论何种方法，更重要的还是熟悉各类化学成分的理化性质及各提取、分离方法的原理，方可灵活运用而不拘一法。

提取是指将化学成分从原药材中提出的过程，因得到的提取物中仍含多种化合物，还需进行处理，所以提取只是为进一步分离提供原料；而将提取物中所含的各种成分一一分开，得到单一成分的过程，称为分离；再将得到的单体化合物加以处理，得到纯化合物的过程，称为精制。提取、分离和精制的方法很多，下面分别介绍。

第一节 中药化学成分的提取方法

一、概述

提取就是将中药中的化学成分从中药材组织细胞中抽提出来。能否充分利用天然资源，将所要的成分尽可能地提取完全，是研究和运用中药化学成分的关键步骤。因此，提取方法也多种多样。提取方法要根据有效成分的性质而设计，常用的有根据有效成分的溶解度设计的溶剂提取法，根据有效成分的挥发性和升华性设计的水蒸气蒸馏法、升华法等。近年来一些先进的集提取与分离于一身的方法也逐步用于生产，如超临界流体萃取法、超声波萃取法、微波萃取法等。

二、溶剂提取法

溶剂提取法是根据结构相似相溶原理，选择对有效成分溶解度大而对其他成分溶解度小的溶剂，将有效成分从中药材组织内溶解出来的一种方法，是最常用的提取方法。

（一）溶剂提取的过程

当溶剂加到中药材原料中时，溶剂由于扩散、渗透作用逐渐通过细胞壁进入到细胞内，溶解大量可溶性物质，造成了细胞内外浓度差而产生渗透压使细胞内的浓溶液不断向外扩散，溶剂又不断进入中药材原料组织中，可溶的成分不断被溶解出来，如此多次，直至细胞内外溶液浓度达到动态平衡为止。将此溶液倾出过滤，再多次加入新溶剂，就可使所需成分全部或大部分溶出。

（二）提取溶剂介绍

1. 溶剂的种类与选择

溶剂提取法的关键就是如何根据所需成分的特性选择合适的溶剂。溶剂通常可分为水、亲水性有机溶剂及亲脂性有机溶剂。

溶剂的亲水性和亲脂性主要依据溶剂的结构是否与水相似而定,若与水相似者则亲水,相反则亲脂。如甲醇、乙醇的分子较小,且有羟基,结构与水相近,能与水任意混溶,是亲水性溶剂;丁醇、戊醇分子中虽有羟基,保持与水相似,但分子逐渐增大与水性质也渐疏远,所以彼此只能部分互溶而后分层,其亲水性比前者弱。三氯甲烷、苯、石油醚等是烃类或其衍生物,分子中没有氧,不能与水混溶,属亲脂性强的溶剂。常见溶剂的亲水性或亲脂性的强弱顺序如下:

亲水性增强

$\longrightarrow$

石油醚	苯	三氯甲烷	乙醚	乙酸乙酯	丙酮	乙醇	甲醇	水
(petr)	(C_6H_6)	$(CHCl_3)$	(Et_2O)	(EtOAc)	(Me_2CO)	(EtOH)	(MeOH)	(H_2O)

$\longleftarrow$

亲脂性增强

选择溶剂时,溶剂的亲水性和亲脂性要与所需成分的特性相适应,而中药材中的化学成分也有亲水性和亲脂性之分。成分的分子小,亲水性基团多(如羟基、羧基、含氧基团等极性基团),其极性大,属亲水性成分;若分子大而亲水性基团少者,则疏水而亲脂性较强。这种亲水性和亲脂性的程度和大小,取决于化学成分分子的大小及极性基团的极性大小和多少。一般来说,两种基本母核相同的成分,分子中的功能基的极性越大,数量越多,则极性越大,亲水性越强,而亲脂性就弱;若分子中非极性部分越大,或碳链越长,则极性越小,亲脂性越强,亲水性就弱。极性小的成分在亲脂性溶剂中溶解度大,而极性大者在亲水性溶剂中溶解度大,即所谓"相似相溶"的规律。

因此可以通过对中药化学成分结构的分析,估计可选用的溶剂。如提取物为已知成分,可根据其极性大小,选择相应的溶剂进行提取;若提取物为未知成分,用水提取得到的就是水溶性成分,用亲水性溶剂提取得到的就是亲水性成分,用亲脂性溶剂提取得到的就是亲脂性成分。

2. 常用的溶剂

溶剂提取法的关键是正确地选择溶剂,除依据相似相溶的原则进行选择外,还要考虑到溶剂的价格、安全、是否易得等因素。因此,理想的溶剂要符合下面 3 个条件:①溶剂对有效成分溶解度大,对杂质溶解度小;②溶剂不能与中药的成分起化学变化;③溶剂要价廉、易得、使用安全等。

常见的溶剂可分为以下 3 类。

(1)水 水是一种价廉、易得、使用安全、穿透性极强的强极性溶剂。中药中的亲水性成分都可溶于水中,如无机盐、糖类、鞣质、氨基酸、蛋白质、有机酸盐、生物碱盐及多数苷类成分等。在应用时还可用碱水增大酸性成分在水中的溶解度,用酸水增大碱性成分在水中的溶解度。其缺点是易被微生物污染变质,霉变,不易挥发,给浓缩带来困难。

(2)亲水性有机溶剂 这是一类极性较大能与水混溶的有机溶剂,如乙醇、甲醇、丙酮等,以乙醇最常用。此类溶剂对植物细胞穿透能力较强,溶解范围广泛,提取液黏度小,沸点低,不易霉变。如乙醇,通过调节其浓度,既能用于提取极性成分,也可以用于提取某些亲脂性成分,在提取分离中应用十分广泛。但是,易燃、价格较高是此类溶剂的缺点。

（3）亲脂性有机溶剂　这是与水不能混溶的有机溶剂，如石油醚、苯、三氯甲烷、乙醚、乙酸乙酯等。可用来提取脂溶性成分，如挥发油、油脂、叶绿素、树脂、游离生物碱、苷元等。其特点是选择性强，适用范围小，毒性大，易燃，价格较高，且不易渗透进植物细胞。

（三）提取方法

提取方法可根据所用溶剂的特性及欲提取成分的性质来选择。

1. 浸渍法

此法是将药材粗粉装入适当的容器中，加入一定量的溶剂（多用水或稀醇），浸泡药材以溶出其中成分的方法。

操作：将粉碎的药材装入容器中，加入适量的溶剂，以能浸透药材稍过量为度，时常振摇或搅拌，室温（必要时可温热）放置 1~3 日（对于难浸出的成分时间可长些），放出或倾出提取液，过滤；药渣再加新溶剂，如此再提取两次，第二三次浸渍时间可缩短；合并提取液，浓缩后得提取物。此法适用于有效成分遇热易破坏以及含多量淀粉、树胶、果胶、黏液质等成分药材的提取。

本法提取时间长，效率不高。特别是用水做溶剂时，提取液易发霉、变质，必要时要加适量的防腐剂。

2. 渗漉法

此法是将中药材粉末用适当的溶剂润湿膨胀后，装入渗漉筒中，不断添加新溶剂，使其渗透药粉，溶解可溶性成分并随溶剂自上而下从渗漉筒下口流出的一种提取方法（图 2-1）。

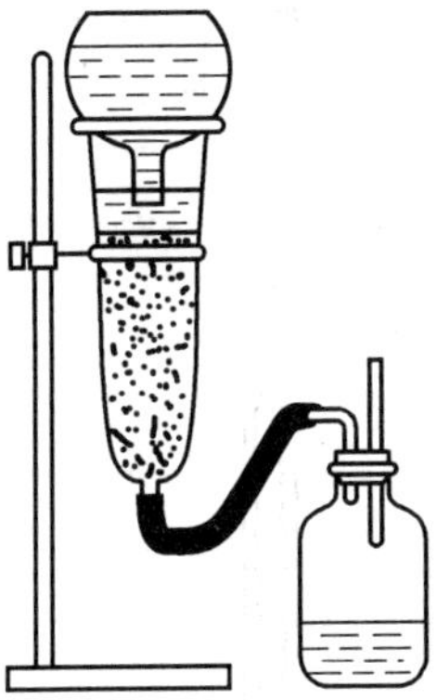

操作：将充分润湿膨胀后的药材均匀装入渗漉筒内（装至筒高的 2/3 为度），上盖一层纱布或滤纸，加入溶剂，使药材粉末全部浸没，浸 24h 左右，打开下口，使渗漉液徐徐流出（每分钟 3~5ml），收集

图 2-1　渗漉装置

渗漉液，同时不断添加新溶剂，保持溶剂不低于药面。一般收集渗漉液的量约为药材质量10 倍左右。将渗漉液浓缩即得提取物。

渗漉法所用溶剂多为不同浓度的乙醇或水，在室温下进行，适用于遇热易破坏的成分的提取。本法在渗漉过程中不断加入新溶剂，始终保持较大的浓度差，使扩散能较好地进行，故提取效率较高。但溶剂用量大，提取时间较长是其主要缺点。

3. 煎煮法

此法是将药材粗粉加水加热煮沸，而使有效成分溶解出来的一种提取方法。

操作：将中药材粗粉置于适当容器中（避免铁器），加水浸过药面，充分浸泡后，加热煮沸 1h 左右，要注意不断搅拌，避免焦煳。一般煎煮 2~3 次，第二、三次可适当缩短煎煮时间。本法简便易行，提取效率比浸渍法高。但含挥发性成分及有效成分遇热易破坏的药材不宜用此法。对含有多糖类的药材，煎煮后药液黏稠，过滤较困难。

4. 回流提取法

当用有机溶剂又需加热提取时，需采用回流加热装置，以免有机溶剂挥发到空气中，造成火灾、爆炸、污染环境等灾害。

操作：小量提取时，可将药材粗粉装入大小适宜的烧瓶中（药材的量为烧瓶容量的 1/3~1/2），再加溶剂使其浸过药面 1~2cm，烧瓶上接一冷凝器，烧瓶于水浴中加热，沸腾后溶剂蒸气经冷凝器冷凝回流到烧瓶中；如此回流1h，滤出提取液；加入新溶剂重新回流0.5h，如此再反复两次。大量生产可采用类似的装置（图2-2）。此法提取效率较冷提法高，但受热易破坏的成分不宜用此法。

5. 连续回流提取法

此法是采用连续回流装置进行提取的方法。在实验室常用索氏提取器（图2-3），它由冷凝器、带有虹吸管的提取器、烧瓶三部分构成。应用时将装药粉的滤纸袋，放入提取器内，高度不得超过虹吸管的顶端。烧瓶内溶剂在水浴上加热气化，通过提取器旁的蒸气上升管道，遇冷凝管冷却成液体，滴入提取器内，对药材进行浸泡提取，提取器内溶剂液面超过虹吸管高度时，因虹吸作用，可将提取器内溶液全部虹吸流入烧瓶内，完成了对药材的一次浸泡提取。烧瓶内溶剂部分可因再受热气化、冷凝、浸泡药材，再虹吸回烧瓶内，而溶解出的成分仍留在烧瓶中，如此反复循环多次，直至药材中的成分提尽为止。

实验室用的索氏提取器容量小，易损坏。大型生产时，根据索氏提取器的结构原理，自行设计连续提取装置，见图2-4。此法相对回流法能自动更换溶剂，溶剂用量小。

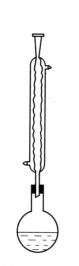

图 2-2 回流装置

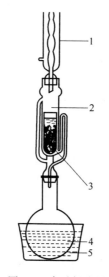

图 2-3 索氏提取器

1—冷凝管；2—提取管；3—药粉；
4—蒸馏瓶；5—水浴

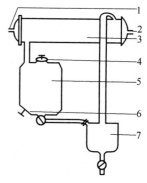

图 2-4 连续提取装置示意

1—出水口；2—进水口；3—冷凝管；4—进料口；
5—提取罐；6—出渣口；7—浓缩罐

（四）影响提取的因素

（1）粉碎度 提取过程包括渗透、溶解、扩散等过程，中药粉末的表面积越大，即药粉越细，这一过程就越快，提取效率越高。但过细时，药粉表面积太大，吸附作用增强，反而影响扩散速度。因此，粉碎度可根据所选溶剂的渗透性及所用原料的药用部位决定。一般用水提取可采用粗粉及薄片，用有机溶剂提取时可略细；原料为根茎时可粉碎细些，而含大量黏液质、淀粉的药材则要粗些；用全草、叶类、花类、果仁等为原料时可用粗粉或不用粉碎。

（2）浓度差 在提取过程中，溶剂进入细胞组织中溶解可溶性成分，而使细胞内外产生浓度差，浓度差越大，越易扩散，提取效率越高，可以通过更换新溶剂达到此目的，即提取次数越多提取效率越高。但提取次数太多使溶液量增大，给后面的浓缩带来困难，因此提取次数一般控制在 3 次较适宜。

（3）温度　温度可使分子运动速度加快，渗透、扩散、溶解速度也加快，因此加热提取效率较高。但温度过高有些成分易破坏，同时杂质的含量也增多。一般加热 60℃ 左右为宜，最高不超过 100℃。

（4）时间　在提取时细胞内外有效成分浓度达到平衡需要一定时间。因此提取要有时间保证，但时间不必无限延长，应选择合理的提取时间。如用水加热提取以煮沸 0.5～1h 为宜，用乙醇加热提取每次 1h 为宜。

（五）浓缩与过滤

1. 提取液的浓缩

药材经溶剂提取得到的提取液，体积较大，所含成分浓度较低，给后面的分离精制带来困难，因此需要进行浓缩，常用浓缩方法有以下几种。

（1）蒸发　借液体受热气化作用除去溶剂，溶剂不再回收。以水作溶剂得到的提取液常用蒸发法进行浓缩。实验室常将水提取液置蒸发皿中，直火或水浴上加热让溶剂蒸发除去。生产上是将大量的水提取液放蒸气夹层锅中，利用蒸气加热进行蒸发而达浓缩目的。

（2）蒸馏　通过加热使溶剂气化，此气体再经冷却又变为液体而回收，达到提取液浓缩的目的。适用于有机溶剂提取液的浓缩。蒸馏法又分常压蒸馏和减压蒸馏两类。

① 常压蒸馏　在常压下进行蒸馏。常压蒸馏装置（图 2-5）通常有 3 部分：蒸馏器、冷凝器、溶剂接收器。加热的方法随液体的沸点和性质而定，可以直接加热，也可间接加热。如液体不易燃，不易分解，有效成分遇热稳定，则可直接加热。对于易燃液体应把蒸馏瓶放在加热浴内加热。根据液体沸点不同，加热浴可选用水浴、油浴或砂浴。

② 减压蒸馏　利用液体的沸点随大气压力变化的性质，当蒸馏系统内压力减小，其沸点便随之降低，使高沸点溶剂能在较低的温度下气化，达到浓缩的目的。因此，减压蒸馏适用于高沸点溶剂的提取液及有效成分遇热不稳定的溶液的浓缩。仪器装置除了要具备常压蒸馏的 3 部分外，还要有抽气减压的装置（图 2-6）。

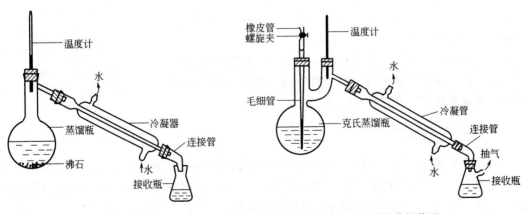

图 2-5　常压蒸馏装置　　　　　　　　图 2-6　减压蒸馏装置

（3）薄膜蒸发浓缩法　为了提高浓缩效率，缩短中药提取液受热时间，在生产和实验室中也可采用薄膜蒸发法进行浓缩。此法是使溶液以液膜或泡沫状态通过加热管，从而加大液

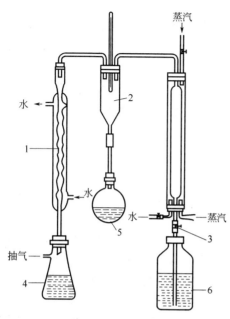

图 2-7　薄膜蒸发装置

1—冷凝器；2—气液分离器；3—螺旋夹；

4—回收溶剂；5—浓缩液；6—提取液

体受热气化的表面积，缩短了溶液的受热时间，提高了浓缩效率。本法是一种较理想的浓缩方法，对水提取液和稀乙醇提取液尤为适用。薄膜蒸发装置包括蒸发器、气液分离器、冷凝器、真空泵等几部分（图 2-7）。

2. 提取液的过滤

在提取、浓缩及以后的分离过程中，溶液中常析出一些沉淀，为了收集或除去沉淀，需进行过滤操作，常用的过滤方法有常压过滤、减压过滤和离心过滤 3 种。

（1）常压过滤（自然过滤）　利用液体自身重力向下穿透滤纸或滤布等过滤器材，使固体与液体分开。小量溶液可选用一般玻璃漏斗，为了加大过滤面积，可将滤纸叠成菊花形或使用皱纹漏斗，大量生产可用滤袋。

（2）减压过滤　通过降低容器内的压力，使液体向下穿透过滤器的能力增强而使过滤速度加快。减压过滤的装置由 3 部分组成。

① 漏斗　为布氏漏斗，多由瓷质或玻璃制成。

② 抽滤瓶　带支管的厚壁三角瓶，用来接收滤液及连接真空泵。

③ 抽气泵　用于抽真空的。操作时将布氏漏斗配一橡皮塞，然后塞在抽滤瓶上，必须密闭不漏气，漏斗下端斜口正对抽滤瓶的侧管，侧管用厚橡皮管与减压装置相连，抽滤瓶与抽气泵之间要装一安全瓶（见图 2-8），布氏漏斗中铺一滤纸，滤纸要圆而且直径略小于漏斗内径，以能紧贴漏斗的底壁恰好盖住所有小孔为度。抽滤前用同一种溶剂将滤纸润湿，然后打开抽气泵将滤纸抽紧，再加入待滤液，由于抽滤瓶内外压力差，从而吸引溶液穿过滤纸流入抽滤瓶内。停止抽滤时，先将抽滤瓶与抽气泵之间连的橡皮管拆开再关闭抽气泵。

（3）离心甩滤　是利用离心机的高速旋转，使附着在固体上的液体甩出，而达到过滤目的的一种方法。此法多用于分离结晶与母液以及处理需要脱水的沉淀。

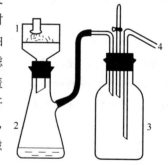

图 2-8　抽滤装置

1—布氏漏斗；2—抽滤瓶；

3—安全瓶；4—接抽气泵

三、水蒸气蒸馏法

本法是将水蒸气通入含有挥发性成分的药材中，使药材中挥发性成分随水蒸气蒸馏出来的一种提取方法。适用于能随水蒸气蒸馏而与水不相混溶的成分的提取。挥发油的提取常用此法。此外，其他的一些挥发性成分也可用此法提取。

水蒸气蒸馏法的基本原理是根据分压定律，当挥发性成分与水共同加热时，整个系统的蒸气压应为各组分蒸气压之和。即 $P = P_{H_2O} + P_A$（P 为总蒸气压，P_{H_2O} 为水蒸气压，P_A 为与水不混溶的挥发性液体的蒸气压）。当液体总蒸气压与大气压相等时，液体开始沸腾，因此两组分化合物混合蒸馏时，混合液的沸点低于任何一组分沸点，挥发性成分可在比其沸点低的温度下被蒸馏出来。

实验室水蒸气蒸馏装置如图2-9所示。操作时，水蒸气发生器装水量不宜超过其容积的2/3，安全玻璃管应插到发生器的底部，可以调节内压，以保安全。中药粗粉放入蒸馏瓶中，并加适量的水使之充分润湿，总体积为蒸馏瓶容量的1/3为宜。通入蒸汽的导管应达到瓶底，还应将蒸馏瓶的位置向水蒸气发生器方倾斜，以免飞溅起来的泡沫或液体进入冷凝器而流入接受器，使馏出液受污染。蒸馏过程中，部分

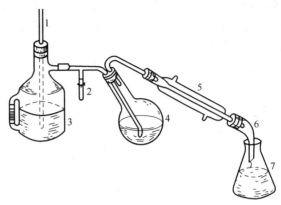

图 2-9　水蒸气蒸馏装置
1—安全玻璃管；2—螺旋夹；3—水蒸气发生器；
4—蒸馏瓶；5—冷凝管；6—连接管；7—接收器

水蒸气会在蒸馏瓶中冷凝下来，使瓶内液体不断增加，故必须使蒸馏瓶保温或用小火加热。冷凝管的冷凝效率要高。当馏出液不浑浊时，表示蒸馏已完成。当蒸馏中断或完成时，必须先将水蒸气发生器与蒸馏瓶之间三通管下口打开，使与大气相通，然后再停止加热，否则蒸馏瓶中液体将会被倒吸入水蒸气发生器内。得到的馏出液如挥发油在水中的溶解度小，则可与水分层，而将其分出；如在水中的溶解度大，可用盐析法使挥发性成分在水中析出，或盐析后再用低沸点有机溶剂萃取，回收有机溶剂即得到挥发性成分。

四、其他方法

（一）升华法

固体物质受热直接气化，遇冷后又凝固为固体化合物，称之为升华。中药的某些成分具有升华的性质，故可利用升华的方法直接自中药中提取出来。例如茶叶中的咖啡因具有升华性，可将茶叶放于大小适宜的烧杯中，上面用圆底烧瓶盛水冷却，然后直接加热到一定温度时，咖啡因可凝结于烧瓶底部，成白色细针状的结晶（图2-10）。

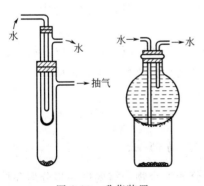

图 2-10　升华装置

升华法虽简单易行，但提取很少用，因为温度高，中药炭化后，往往产生挥发性焦油状物，黏附在升华物上，不易精制除去；其次是升华不完全，产率低，有时还伴有分解现象。

（二）压榨法

压榨法是利用机械的压力，将中药中的化学成分从药材组织中挤压出来的一种物理方法。适用于新鲜植物药材，含水量比较高，用压榨法可将有效成分连同水分及其他成分一起提取出来。操作时，实验室可用榨果汁机，工业上可用榨油机。该法不加热，适合于有效成分遇热易破坏的中药提取以及挥发油的提取，可以保持挥发油的香气。但带进的杂质多，且压榨液中还会有植物组织细胞碎片，需进一步分离和精制。

（三）超临界流体萃取法（SFE）

本法是以超临界流体（SF）代替常规有机溶剂进行萃取分离的一项新技术。是利用气

体溶剂在超临界温度和超临界压力状态下所具有的高密度、低黏度、扩散能力较强的条件下萃取有效成分，并通过调节温度和压力来控制溶质的蒸气压和亲和性来实现萃取和分离目的的一种新提取分离技术。

1. 基本原理

超临界流体萃取的原理主要是根据超临界流体对溶质有很强的溶解能力，且在温度或压力变化时，流体的密度、黏度和扩散系数随之改变，溶质的亲和性也跟着改变，从而使不同性质的溶质被分段萃取或分步析出，达到萃取、分离目的。

2. CO_2 超临界流体萃取的特点

目前广泛选用的超临界萃取溶剂是二氧化碳，主要因为二氧化碳具有下列特点。

（1）可以在低温下提取　CO_2 在接近常温（35～40℃）时达到超临界状态，使中药中的化学成分在低温条件和 CO_2 气体笼罩下进行提取，这就防止了"热敏性"物质的氧化和逸散。因此，可在萃取物中保持中药的全部成分，如植物的香气成分等，并且能把高沸点、低挥发度、易热解的物质远在其沸点以下萃取出来。

（2）完全没有残留溶剂　由于全过程不用或很少使用有机溶剂（作为夹带剂），因此萃取物绝无残留溶剂，同时也防止了提取过程对人体的毒害和对环境的污染。

（3）提取效率高，节约能耗　CO_2-SFE 技术集萃取与回收溶剂为一体，当饱含溶解物的 CO_2-SF 流经分离器时，由于压力降低，使得 CO_2 与萃取物迅速成为两相（气液分离）而立即分开，全过程与用有机溶剂的常规方法相比，不仅效率高且耗能少。

3. 超临界流体萃取法的应用

此法从 20 世纪 50 年代起已开始进入试验阶段，如从石油中脱沥青等；70 年代以来，不断有大量专利涌现出来，如从咖啡豆中脱咖啡因，烟草中脱尼古丁等；70 年代末，SFE 技术在食品工业中应用日益广泛，其中从啤酒花中提取酒花精已形成了生产规模；80 年代以来，SFE 技术更广泛地用于香精和香辛料风味成分的提取。据报道，有人从菊花、梅花、栀子花、米兰花、玫瑰花中提取天然花香剂；从胡椒、肉桂、芫荽、月桂、薄荷等中提取香辛料；对绿茶和红茶进行全成分提取等。

从药用植物中提取有效成分，是近几年才开始的。联邦德国学者利用 SFE 技术从植物原料中提取大麻醇、香豆素和咖啡因。日本学者宫地洋等从药用植物蛇床子、茵陈蒿、桑白皮、甘草根和紫草中萃取有效成分。

第二节　中药化学成分的分离方法

中药化学成分经过提取浓缩后，得到的仍为含多种成分的混合物，需要进一步分离和精制（纯化）才能得到所需的成分。下面介绍几种常规的分离纯化方法，供在具体的分离纯化中参考选用。

一、萃取法

萃取法是在提取液中加入一种与其不相混溶的溶剂，充分振摇增加相互接触的机会，使原提取液中的某种成分逐渐转溶到加入的溶剂中，而其他成分仍留在原提取液中。如此反复多次，将所需成分萃取出来的分离方法。

1. 基本原理

　　主要理论依据为分配定律，是利用混合物中各成分在两种互不相溶的溶剂中的分配系数不同而达到分离目的的方法。分配系数是指在一定温度时，一种物质溶解在相互接触而又不能混溶的两相溶剂中，当溶解达到平衡时，溶质在两相溶剂中的浓度保持一定的比值，该比值称为该溶质在两相溶剂中的分配系数。这个分配关系称为分配定律。

$$\frac{C_A}{C_B} = K$$

式中　　K——分配系数；

　　　C_A——物质在上层溶剂中的浓度；

　　　C_B——物质在下层溶剂中的浓度。

　　在萃取过程中，混合物中各成分的分配系数相差越大，分离效果越好。由于中药成分没有现成的分配系数可查，所以在实际工作中对溶剂的选择，常根据被分离成分在两相溶剂中的溶解度来决定。

　　如水提取液中的有效成分是偏亲脂性的物质，一般多用亲脂性有机溶剂，如苯、三氯甲烷、乙醚进行两相萃取；如果有效成分是偏于亲水性的物质，就选用弱亲脂性的溶剂，如乙酸乙酯、丁醇等溶剂，也可采用三氯甲烷或乙醚中加入适量乙醇或甲醇的混合溶剂，以增大萃取溶剂的亲水性。例如分离黄酮类成分时，多采用乙酸乙酯和水进行萃取；分离亲水性强的皂苷时，则往往选用正丁醇或异戊醇与水进行萃取。但要注意的是，有机溶剂亲水性越大，与水做两相萃取的效果就越差，因可能使较多的亲水性杂质伴随而出，对有效成分进一步精制（纯化）影响很大。

　　2. 萃取技术

　　萃取技术有多种，分次萃取是将提取液和溶剂装入一个合适的容器中（小量萃取可用分液漏斗，中量可选用适当的下口瓶，大量的工业生产可在密闭的萃取罐内进行），充分振摇，并不时开启活塞排气，最后，再摇 1~2min，静置，使两液分层，然后将萃取液缓缓放出，再在萃取容器中加入新的溶剂，进行第二次和第三次的萃取……直到欲分离的成分几乎全部分离出为止。

　　萃取分离技术除常用的分次萃取技术之外，还有连续萃取法、逆流分容法、液滴逆流分配法、高速逆流分配法等。

　　3. 分次萃取的注意事项

　　① 进行大量萃取前，可先取出少量放在试管中，猛烈振摇约 1min，静置，观察萃取后两相分层情况。如易产生乳化，大量萃取时应注意避免猛烈振摇。若发生乳化现象，可将乳化层分出再用新溶剂萃取；或将乳化层加热或抽滤；或较长时间放置并用玻璃棒轻轻搅动，令其自然分层。

　　② 水提取液的浓度最好相对密度在 1.1~1.2 之间，过稀则溶剂用量太大，过浓则两相不易充分接触，影响萃取效率。

　　③ 溶剂与水溶液应保持一定量的比例，第一次提取溶剂要多些，一般为水提取液的 1/3，以后用的可以少一些，一般可用 1/6~1/4，萃取 3~4 次，但对于亲水性较强的成分，因其不易转溶于有机溶剂，故萃取次数要增加。

二、沉淀法

　　本法是在中药提取液中加入某些试剂产生沉淀，而使能产生沉淀的成分与不能产生沉淀的成分得到分离的方法。常用的沉淀法有以下几种。

1. 溶剂沉淀法

（1）水提醇沉法 这是利用水提取液中的某些可溶于水而难溶于醇的成分（如淀粉、树胶、黏液质、蛋白质等），在乙醇浓度达到一定时（60％以上）就析出沉淀而达到分离的方法。

（2）醇提水沉法 这是利用醇提取液中的某些可溶于醇而难溶于水的成分（如脂溶性色素、树脂、油脂和蜡等），在乙醇液被浓缩后加入水，这些成分就析出沉淀而达到分离的方法。

（3）醇醚沉淀法 这是利用醇提取液中的某些成分可溶于醇也可溶于水但不溶于亲脂性有机溶剂的性质（如苷类等），在乙醇液中加入几倍于醇的乙醚，这些成分就析出沉淀而达到分离的方法。

2. 试剂沉淀法

（1）酸碱沉淀法 这是利用某些成分在碱（或酸）中溶解，在酸（或碱）中沉淀的性质达到分离的方法。如不溶于水的酸性成分或含有内酯环的成分均易溶于碱液，加酸使酸化后又析出沉淀（碱溶酸沉法）。又如不溶于水的碱性成分易溶于酸液中，加碱又沉淀析出（酸溶碱沉法）。

（2）铅盐沉淀法 这是利用中性醋酸铅或碱式醋酸铅在水或稀醇溶液中能与许多物质生成难溶的铅盐或络盐沉淀，而使各成得以分离的方法。中性醋酸铅可使有机酸、氨基酸、蛋白质、黏液质、鞣质、酸性皂苷、树脂及部分黄酮类等酸性和酚性成分产生沉淀；碱式醋酸铅沉淀范围更广，除上述成分能被沉淀外，还可沉淀某些中性或碱性成分，如中性皂苷、异黄酮苷、糖类、生物碱等。通常将中药的水或醇提取液先加入醋酸铅溶液至不再沉淀为止，静置后滤出沉淀；再于滤液中加碱式醋酸铅饱和溶液至不再发生沉淀为止。这样就得到醋酸铅沉淀物、碱式醋酸铅沉淀物及母液3部分，然后将铅盐沉淀悬浮于水或稀醇中，通入硫化氢气体，使其分解并使铅成为不溶性的硫化铅沉淀（脱铅），中药成分留在母液中。脱铅也可用硫酸、硫酸钠、磷酸钠等方法，但除铅不彻底。

（3）其他试剂沉淀法 如在生物碱盐的溶液中，加入生物碱的沉淀试剂（苦味酸、磷钨酸等），使生物碱生成不溶性复盐而析出沉淀；在分离水溶性生物碱时，可在水液中加入雷氏铵盐使其生成生物碱雷氏盐沉淀析出。又如利用胆甾醇与甾体皂苷作用生成难溶性分子复合物而自醇溶液中析出等。

3. 盐析法

本法是在中药的水提取液中加入无机盐（氯化钠、硫酸钠、硫酸镁、硫酸铵等），达到饱和或近饱和状态，使某类成分在水中的溶解度降低而析出沉淀，与水溶性较大的成分分离。如自三颗针中提取小檗碱在生产上都采用氯化钠或硫酸铵进行盐析制备。又如在用有机溶剂从水提取液中提取水溶性较大的成分（如麻黄碱、苦参碱等）时，往往先在水提取液中加入一定量的食盐，再用有机溶剂提取。

三、透析法

本法是利用小分子物质在溶液中可通过半透膜，而大分子物质不能通过半透膜的性质，进行分离的方法。例如分离和纯化皂苷、蛋白质、多肽、多糖等物质时，可用透析法以除去无机盐、单糖、双糖等杂质。反之也可将大分子的杂质留在半透膜内，而将小分子的物质通过半透膜进入膜外溶液中，而加以分离精制。

透析法成败的关键是选择透析膜。透析膜的种类有动物性膜、火棉胶膜、羊皮纸膜（硫酸纸膜）、玻璃纸膜、蛋白胶（明胶）膜等。通常可用市售的玻璃纸膜扎成袋状，外面再用尼龙网袋加以保护，小心加入欲透析的样品溶液，放入清水缸中（图 2-11），经常更换缸内的水，增加内外溶液的浓度差，使透析速度加快。必要时可稍加搅拌或适当加温。透析是否完全，可取透析膜内溶液分析即知。

为了加快透析速度，可用电透析法，即在溶剂中，近半透膜两旁处放置两个电极如图2-12 所示，接通电路后即可使带电荷离子的透析速度增加近 10 倍以上。

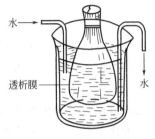

图 2-11　透析法示意

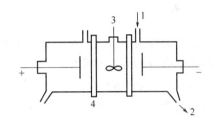

图 2-12　电透析示意
1—纯溶剂进口；2—出口；3—搅拌器；4—半透膜

四、结晶法

本法是利用混合物中各成分在冷、热情况下溶解度不同达到分离目的的方法，是分离精制常用的方法之一。具体的操作是选择合适的溶剂，将混合物加热溶解，形成饱和溶液，趁热滤去不溶的杂质，滤液低温放置或蒸发出部分溶剂后再低温放置，使有效成分析出结晶而与溶液中的杂质相分离，此过程称为结晶。但初析出的结晶总会带一些杂质，因此需要通过反复结晶处理，最后得到较纯的晶体，这一过程称为重结晶。有些中药成分含两种以上的成分时，可采用分步结晶将其分离。分步结晶法的方法是将粗晶溶于适宜的溶剂中，经处理将先析出的结晶Ⅰ滤出，分出结晶后的母液经浓缩后析出结晶Ⅱ，母液再浓缩后可析出结晶Ⅲ……如分别得到的结晶经检查为同一物质的可合并；非同一物质就分别处理。若得到的结晶不纯，可再用新鲜溶剂重结晶，直至达到一定纯度为止。

结晶的关键是溶剂的选择，合适的溶剂应具备以下条件。①对欲结晶的成分冷热溶解度差别要大，对杂质冷热均不溶或冷热均易溶。②不与欲提纯的成分发生化学反应。③溶剂的沸点不宜过高或过低。过高时，附着于晶体表面的溶剂不易除去；过低时则所需成分溶解度冷热时变化不大，不利于析晶。

结晶就是同类分子自相排列的过程，因此有效成分在混合物中含量高、纯度好的易析出结晶，溶液的浓度大也易析出结晶，但浓度过大时，杂质的浓度或溶液的黏度也相应增大，有时反而会阻碍结晶的析出。结晶在低温条件下容易形成，但温度要慢慢降低，使结晶慢慢形成，才能得到较大而且纯度较高的结晶。若快速降温，析出结晶虽快，但超过了化合物晶核的形成和分子间定向排列的速度，而使形成的结晶颗粒小，有时只能得到无定形粉末。因此结晶的形成需要较长的时间，甚至需放 3～5d 或更长时间。如果低温长时间放置仍无结晶析出，可用玻璃棒摩擦容器壁，或加入晶种（小颗结晶），以加速结晶的形成。若仍无结晶析出，可打开瓶塞，让溶剂自然挥发后，慢慢析出结晶，或另选适当溶剂处理。

如果有些化合物即使在含量高、纯度好的情况下也不易结晶，可先制备成结晶形的衍生物，例如生物碱可制成有机酸或无机酸盐；羟基化合物（黄酮、蒽醌等）可制备成乙酰衍生物；羰基化合物可制备成苯腙衍生物；内酯可以开环成盐等。分离出结晶形的衍生物后，再用化学方法处理，使其恢复到原来的化合物。

另外中药化学成分的分离方法还有色谱法，将在第三节做详细介绍。

第三节 色 谱 法

一、概述

色谱法又称为层析法，是一种分离和鉴定复杂混合物行之有效的物理方法。被广泛应用于中药化学成分的分离和纯化。特别是对一些性质相近、结构类似化合物的分离，采用色谱法往往可以收到很好的分离效果。

特别是近年来色谱方法发展迅速，实验技术也逐步实现仪器化、自动化和高速化。目前气相色谱、高效液相色谱的使用已相当普遍，色谱技术已成为化学领域一个重要的分离、分析工具。并广泛用于中药化学成分的分离、精制、鉴定等方面。

色谱法可因分类方法不同分为以下几类。

1. 按两相所处的状态分类

液相色谱 $\begin{cases}液-固色谱 \\ 液-液色谱\end{cases}$ 气相色谱 $\begin{cases}气-固色谱 \\ 气-液色谱\end{cases}$

2. 按色谱原理分类

可分为吸附色谱、分配色谱、离子交换色谱、凝胶过滤色谱。

3. 按操作形式分类

可分为薄层色谱、纸层色谱、柱层色谱。

在此依据色谱操作形式的不同分别介绍如下。

二、平面色谱法

该法是在平面上进行操作的一种色谱方法。具体的有薄层色谱和纸层色谱。

（一）薄层色谱法（TLC）

薄层色谱是将吸附剂或支持剂均匀地铺在一块玻璃板上，形成薄层。把欲分离的样品加到该薄层板的一端，用合适的溶剂展开，而使各成分分离的方法。薄层色谱依据其分离的原理不同，可分成吸附薄层色谱和分配薄层色谱两类。

1. 吸附薄层色谱法

（1）吸附色谱的基本原理　利用混合物中各成分被吸附剂吸附和被移动相解吸附力大小不同，经过不断地吸附、解吸附、再吸附、再解吸附的过程，使在结构上只有微小差异的成分得以分离。例如将含有 A＋B 的混合成分溶液，点加在薄层板的一端，A 和 B 均被吸附剂吸附，然后将薄层板点有样品的一端置于盛有移动相的密闭色谱槽内，移动相溶剂由于毛细管作用上升，从薄层板的一端缓缓通过薄层板，当溶剂接触到成分时，成分就溶解在溶剂中而被解吸附，与溶剂一起向上移动，又遇到新的吸附剂，发生再吸附，溶剂又不断向上运动，发生再解吸附，假设 A、B 两种成分被吸附剂吸附的能力大小不同，在溶剂中的溶解（解吸附）能力也不同，在吸附剂和溶剂之间，经过不断地吸附、解吸附、再吸附、再解吸附的过程，逐渐在薄层板上形成两个斑点，从而使两种成分分开。

（2）影响吸附色谱效果的因素

① 吸附剂　在吸附色谱中，吸附剂是一个重要因素。要想成功地分离混合物，必须选择一个合适的吸附剂。一般来说，吸附剂要有较大的表面积和适宜的活性；与流动相溶剂和样品中各成分不起化学反应；颗粒均匀；并且在所用的溶剂及移动相中不会溶解。一般吸附色谱常用的吸附剂是氧化铝和硅胶，其次是活性炭、氧化镁、硅酸镁、碳酸钙和硅藻土等。除活性炭是非极性吸附剂外，其余均为极性吸附剂，它们的吸附能力一般按下列顺序逐渐减小：

D 氧化铝　氧化镁　活性炭　硅酸镁　硅胶　碳酸钙　硅藻土
$\longrightarrow$
吸附力逐渐减小

吸附剂的吸附能力决定于它的表面性质和有效面积以及预处理的方法，由于这些因素难以控制，上面的顺序仅对吸附剂本身而言。下面介绍常用吸附剂的性能。

a. 氧化铝（Al_2O_3）是一种极性的、吸附能力较强的吸附剂。具有分离能力强，活性可以控制等优点。市售色谱用氧化铝分中性、碱性和酸性 3 种规格，中性氧化铝 pH 在 6.5～7.5 之间，适用于醛、酮、萜、生物碱、皂苷等中性或对酸碱不稳定成分的分离。碱性氧化铝 pH 在 9～10 之间，适用于生物碱、甾醇类等碱性或中性成分的分离。但不宜用于醛、酮、酯和内酯等类型化合物的分离，因为有时碱性氧化铝可与上述成分发生异构化、氧化和消除反应等。酸性氧化铝 pH 在 4～4.5 之间，适用于有机酸、氨基酸等酸性及对酸稳定的中性成分的分离。氧化铝的吸附能力与含水量有着直接的关系，通常根据其含水量分为 5 个活性级别（可参阅表 2-1）。由此可知，氧化铝的含水量越少级数越小，含水量越多级数越大。而级数越小，吸附能力越强；级数越大，吸附能力越小。因此，在一定温度下，加热除去水分可以使氧化铝的活性提高，吸附能力加强，称为活化。反之，加入一定量的水分可使吸附剂的活性降低，称为脱活化。

表 2-1　氧化铝和硅胶的含水量与活性的关系

活性级别	硅胶含水量/%	氧化铝含水量/%	活性级别	硅胶含水量/%	氧化铝含水量/%
I	0	0	IV	25	10
II	5	3	V	38	15
III	15	6			

b. 硅胶是一种极性吸附剂。色谱用硅胶为多孔性物质，可用通式 $SiO_2 \cdot xH_2O$ 来表示。分子中具有硅氧烷（ —Si—O—Si— ）的交联结构，同时在颗粒表面又有很多硅醇基（SiOH），可用下列部分结构式表示，由于骨架表面的多个硅醇基的存在，能通过氢键吸附水分。

$$
\begin{array}{ccc}
& | & | \\
& O & O \\
& | & | \\
-O-&Si-O-Si&-OH \\
& | & | \\
& O & O \\
& | & |
\end{array}
$$

而硅胶吸附能力的强弱随吸着的水分增加而降低。若吸水量超过 17%，吸附力极弱，不能作为吸附剂，但可作为分配色谱中的支持剂。硅胶在 110℃ 时，其表面因氢键吸附的水分即被除去；当温度升高到 170℃ 以上即有少量硅醇基的脱水缩合现象；温度再升高至 500℃ 时，表面的硅醇基脱水缩合转变为硅氧烷键，从而失去了借氢键吸附水分的活性，即使再用水处理亦不能恢复其吸附活性。因此在活化时要注意控制温度不宜过高。

硅胶的吸附能力较氧化铝稍弱，呈弱酸性。适用于中性或酸性成分的分离，如挥发油、萜类、甾类、有机酸及酚类化合物、强心苷、蒽醌、黄酮、皂苷、氨基酸以及某些极性很小或非极性化合物的分离。硅胶的吸附能力同样根据含水量的多少分为 5 个活性级别（参阅表 2-1），结果与氧化铝相同，即活性级别越小，吸附能力越强；活性级别越大，吸附能力越弱。

② 移动相 流过吸附剂用于解吸附的溶剂称移动相，是由一种或两种以上溶剂按一定的比例组成的溶剂系统。色谱过程中移动相的选择对分离结果的影响极大，一般可根据被分离物质的极性及所选用吸附剂的性质进行综合考虑。当用极性吸附剂（或叫亲水性吸附剂）时，若被分离成分极性小，一般选用弱极性溶剂为移动相；若被分离成分极性大，则可选用强极性溶剂做移动相。移动相的极性越大，化合物在色谱中移动的速度越快，即移动相的洗脱能力越强；移动相的极性越小，化合物在色谱中移动的速度越慢，即移动相的洗脱能力越弱。

一般情况下，被分离物的极性、吸附剂的吸附性，都已固定，所以主要问题是如何选择移动相。常用移动相极性大小次序是：

石油醚＜环己烷＜四氯化碳＜苯＜甲苯＜乙醚＜三氯甲烷＜乙酸乙酯＜正丁醇＜丙酮＜乙醇＜甲醇＜水

③ 吸附物（被分离成分） 在吸附色谱中当吸附剂与展开剂固定时，各成分分离情况直接与它们的结构和性质有关。在用亲水性吸附剂时，通常吸附物的极性大者比极性小者被吸附的能力强；分子中双键和共轭双键多者被吸附能力强；在同一母核中羟基处于能形成分子内氢键位置的化合物比不能形成分子内氢键者的吸附能力弱。常见的极性基团的极性次序为：

$-CH_3, -CH_2-<-CH=CH-<-OCH_3, -O-CH_2-<-NO_2<-N(CH_3)_2<-COOR<-CO-$
$<-CHO<-SH<-NH_2<-NH-COCH_3<-OH<-Ar-OH<-COOH$

在分析化合物的极性大小时，除了注意极性基团的极性大小、极性基团数目及位置外，还应考虑到分子中的电效应、立体效应等因素（这方面的实例将在各论中详述），另外在分析吸附物的极性大小时，还应注意其在溶剂中的溶解度。一般来说，在极性溶剂中溶解度大者，其极性也大；在极性溶剂中溶解度小者，其极性也小。

总之，影响吸附力的因素主要是吸附剂、移动相和吸附物本身。在吸附色谱分离时，如果吸附剂、吸附物固定，移动相的极性越大，解吸附能力越强，吸附物移动得快，相反移动得就慢。当吸附剂、移动相固定，吸附物的极性越大，被吸附的能力越强，吸附物移动得就慢；相反则移动得快；而吸附剂、吸附物、移动相都固定，相同的物质移动的速度相同。

2. 分配薄层色谱法

（1）分配色谱的基本原理 利用混合物中各成分在固定相（液）和移动相（液）之间做连续不断的分配，由于各成分在两相间的分配系数不同，因而可达到相互分离的目的，与液-液萃取的原理相同。分配系数为：

$$K = \frac{C_s}{C_m}$$

式中　C_s——某成分在固定相中的浓度；

　　　C_m——某成分在移动相中的浓度。

分配色谱的分离效果主要决定于分配系数的差异。通常成分之间分配系数相差越大越易分离，只需要用少量的载体即可得到满意的分离；成分之间分配系数相差越小越难分离，同样的样品往往要用较多的载体才能分离。

（2）载体（又称支持剂）　载体在分配色谱中只起支持固定相的作用，作为分配色谱中的载体一般应具备以下条件：中性多孔的粉末，无吸附作用，不溶于色谱分离时所用的溶剂中；可吸收一定量的固定液，且流动相能自由通过，并不改变溶剂系统的组成；吸着的固定液的量应尽量多，最好能达到载体本身质量的50％以上。

常用的载体有以下几种。

① 硅胶。含17％以上水的硅胶已失去吸附性，可作为载体。硅胶能吸收相当于本身质量的50％以上的水分且不显湿状。

② 硅藻土。现在应用最多而效果很好的一种载体，可吸收其质量的100％的水。

③ 纤维素也是常用的载体（如纸色谱）。

（3）固定相与移动相（统称溶剂系统）　在分离亲水性成分和弱亲脂性成分时，用正相分配色谱，即以极性溶剂作固定相，以亲脂性强弱不同的有机溶剂作流动相的分配色谱。固定液常用水、各种水溶液（酸、碱、盐与缓冲液）、甲醇、甲酰胺、二甲基甲酰胺等，而移动相则采用与水不相混溶（或很少混溶）的有机溶剂如石油醚、苯、卤代烷类、脂类、酮类（如丁酮）、醇类（如丁醇、戊醇）等或它们的混合物。在正相分配色谱中流动相的极性越大，洗脱能力越强。

分离亲脂性成分时，则需用反相分配色谱，即以亲脂性溶剂作固定相，以极性溶剂作流动相的分配色谱。固定液常用硅油、液体石蜡、石油醚等，而移动相则常是正相分配色谱中作为固定相的液体如水、水溶液与水混溶的有机溶剂。

（4）被分离成分　在正相分配色谱中，被分离成分的极性越强，在固定相中的分配量越大，移动得越慢，在反相分配色谱中，被分离成分极性越强则移动得越快。

3. 薄层色谱的操作技术

此法是将吸附剂或支持剂均匀地铺在玻璃板（规格：20cm×20cm，10cm×10cm，5cm×15cm，2.5cm×7.5cm）上，把欲分离的样品点加到该薄层板的一端，用合适的溶剂展开，而使各成分分离的方法。操作过程介绍如下。

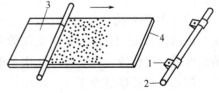

图 2-13　干法铺板示意

1—铜环；2—玻璃棒；3—吸附剂；4—玻璃板

（1）铺板　铺板方法可分为两种。一种为干法铺板（制成的板称软板），将吸附剂直接铺在板上，随用随铺。首先将活化好的吸附剂放在玻璃板的一端，然后用一根两端带有套圈的玻璃棒放在板上有吸附剂的一端，均匀地向前推移，薄板就铺好了（图2-13）。套圈的厚度就是薄层的厚度，一般定性鉴别时厚度为 0.2～0.3mm，定量分离时厚度约为 1～3mm。此法铺的板容易损坏，因此操作时要格外小心。另一种为湿法铺板（制成的板称硬板），在吸附剂中加适当的黏合剂，再加一定量的水，调成糊状，均匀地铺在玻璃板上，自然晾干，再活化。这种板比较牢固，故称硬板。常用的黏合剂有煅石膏（$CaSO_4 \cdot \frac{1}{2}H_2O$），用 G 表示；羧甲基纤维素钠，用 CMC-Na 表示。

在制板的过程应注意下面问题。

① 吸附剂的粒度，干法铺板宜粗，流动性好，湿法铺板宜细。粒度太粗斑点形状差，分离效果不好。因此一般选直径在 $100\sim75\mu m$。

② 要注意黏合剂的种类和特点及用量。如煅石膏（G）其特点是显色好，耐腐蚀性，但不耐磨，用量通常是吸附剂的 5%、10% 和 15%；羧甲基纤维素钠（CMC-Na）其特点是耐磨但不耐腐蚀性，用时先配成 0.5%～1% 的溶液，再以 100ml：55g（硅胶）及 100ml：（60～80）g（氧化铝）与吸附剂混匀铺板。

③ 确定板的厚度，用于定性一般要求在 0.2～0.3mm 厚，用于定量时可 0.5mm 厚，用于制备可用到 1～3mm 或 5mm 厚。板的厚度对 R_f 值的影响如表 2-2 所示，可知板的厚度与 R_f 值成正比。

表 2-2　板的厚度对 R_f 的影响

样 品	0.25mm	0.5mm	0.75mm	1.0mm
苏丹红	0.142	0.152	0.171	0.185
铬黄	0.395	0.402	0.419	0.432

下面介绍几种硬板的制法。

① 硅胶 G 板　取硅胶 G（市售含 G13%～15%）5～7g，加水 2～4 倍量，在研钵中调成糊状，迅速铺板。室温晾干后于 110℃ 活化 1h，置干燥器内备用。

② 氧化铝 G 板　取氧化铝（一般含 G 5%）8～10g，加水 1～2 倍在研钵中调匀铺板，室温晾干后于 150～160℃ 活化 4h，置干燥器内备用。

③ 硅胶 CMC-Na 板　取硅胶 5～7g，加 0.5%～1%CMC-Na 水溶液 2～2.5 倍，调成糊状物铺板，室温自然干后，于烘箱中 110℃ 烘 30min 活化，于干燥器中备用。

④ 氧化铝 CMC-Na 板　取氧化铝 8～10g，加 0.5%～1%CMC-Na 水溶液 1.5 倍，调匀铺板，自然干后，置烘箱中 200℃ 烘 4h 活化，于干燥器中备用。

（2）点样

① 样品溶液的配制　将欲分离或鉴定的样品溶于适当的溶剂或展开剂中，配成浓度为 1%～2% 的溶液。尽量避免用水，因为水溶液斑点容易扩散，且不易挥发除去，一般可用乙醇、丙酮、三氯甲烷等。若为液体样品，可直接点样。

② 点样的方法　离底边 1.5～2cm 处用铅笔轻轻划一直线（如软板可作记号）作为起始线。用内径 0.5～1mm 的平口毛细管将样品溶液吸入管内，点在薄板的起始线上。若样品的浓度低、颜色浅，可反复点几次，但每次都必须点在原点上，并待溶剂挥发干后进行展开。斑点的直径最好小于 2～3mm，一块板上可点几个样品，但两样品之间要保持 1.5～2cm 的距离。

③ 点样量　点样量的多少直接影响色谱结果，太少可能斑点模糊或完全显不出斑点；太多则展开后斑点过大或拖尾，甚至从原点到分离点整个就是一条样品带，使分离完全失败。一般吸附剂厚为 0.25～0.5mm 的薄板，每点所含样量约 5～15μg；厚为 1mm 的板，点样量可大些，为 10～50μg，最多可达 100μg。

④ 点样方式　定性一般点成点状，定量或制备可点成条状。

（3）展开　将点好样品的薄层板放入盛有展开剂的色谱槽或色谱缸中，展开剂浸没薄板下端的高度不宜超过 0.5cm，薄板上的原点不得浸入展开剂中，待展开剂前沿达一定距离，如 10～20cm 时，取出板，在前沿处做出标记，等展开剂挥散后，显色。

① 展开剂的选择　首先可依据吸附物的极性大小选择展开剂，极性大的吸附物应选择极性展开剂，相反则选择弱极性的展开剂；其次可参考文献发表的规定；最后还要通过试验调整展开剂的极性。

② 展开的方式　有上行展开、下行展开、径向展开（图 2-14、图 2-15、图 2-16）和单向展开、双向展开、多次展开法等。

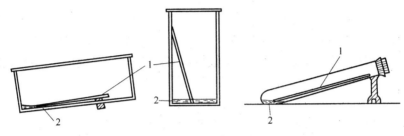

图 2-14　上行展开

1—薄层板；2—溶剂

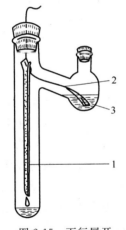

图 2-15　下行展开

1—薄层板；2—引流滤纸；3—溶剂

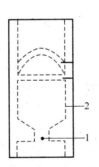

图 2-16　径向展开

1—原点；2—薄层板

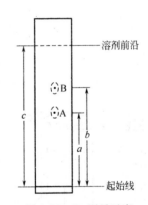

图 2-17　R_f 测量示意

③ 展开容器的饱和　就是将展开容器预先用展开剂的蒸气饱和，让整个容器充满展开剂的蒸气可使展开速度快，并可消除边缘效应。

④ 展距一般为 10cm，方便计算，展开速度也适中。如展距太大，溶剂上升的速度越来越慢，延长了展开时间。

（4）显色　通常先在日光下观察，划出有色物质的斑点位置，然后在紫外光灯下观察有无荧光斑点，并记录其颜色、位置及强弱；最后利用各物质的特性反应喷洒适当的显色剂，使色谱斑点显色，记录并计算 R_f 值。

（5）R_f 值的计算　显色后，各成分在薄板上的斑点位置可用比移值（R_f）来表示（图 2-17）。

$$R_f = \frac{起始线至斑点中心的距离}{起始线至溶剂前沿的距离}$$

化合物 A 的 $R_f = \dfrac{a}{c}$ 化合物 B 的 $R_f = \dfrac{b}{c}$

将计算出的 R_f 值与已知化合物的 R_f 值对照，也可与文献上记载的 R_f 值比较，来进行定性鉴定。

（二）纸色谱法

纸色谱可看作是以滤纸为载体（或支持剂），滤纸吸着的水分作为固定相，与水不相混溶的有机溶剂作为移动相的一种分配色谱法。

1. 纸色谱的分离原理

纸色谱属于分配色谱，它是利用混合物中各成分在两种互不相溶的溶剂中分配系数的不同达到分离的目的。滤纸由纤维素构成，分子中有很多羟基。干燥滤纸本身就含有6%～7%的水分，这些水分是通过与纤维素的羟基形成氢键而被结合的，一般情况下很难脱去。如果将滤纸置于潮湿空气中，则可以吸收本身质量 20%～25% 的水分。因此，色谱分离时可将滤纸吸着的水分作为固定相，滤纸作为支持剂，以与水互不相溶的有机溶剂作移动相，被分离成分在两相间进行分配，依据它们的分配系数的不同而达到分离。

2. 滤纸的选择

在实际操作中，必须注意滤纸型号的选择。如所用溶剂黏度大，展开速度慢，宜选用快速滤纸；若所用溶剂展开速度快，可选用中速或慢速滤纸。若用于定性，可选较薄的滤纸，定量或微量制备，则宜选择质地较厚的滤纸。在分离特殊成分时，如分离酸碱性成分时，为了使整个展开过程保持恒定的 pH 值，除采用含一定比例酸或碱的展开剂外，也可将滤纸用 pH 缓冲溶液处理（缓冲溶液可用柠檬酸-磷酸氢二钠系统，配制法可参考《中华人民共和国药典》）。

此外，在使用色谱滤纸时，应注意其纹路，因为展开剂在顺着滤纸纹路的方向移动速度快，横向则移动速度慢，由于在色谱分离中各成分的重叠总是发生在前后的方向上，因此，为了避免各成分顺着滤纸纤维的纹路流动，一般将滤纸裁成使展开方向与纤维纹路方向相正交。滤纸纹路的方向可以这样判断：①将一小块纸放在水中，纸卷起的方向是顺纹路方向；②溶剂移动快的方向是顺纹路方向。

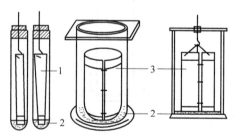

图 2-18 上行纸色谱法展开示意

1—滤纸条；2—展开溶剂；3—滤纸

3. 纸色谱操作技术

（1）点样 将选好的色谱纸（6cm×20cm）在一端约 2cm 处划起始线，在距起始线 15cm 处划终止线。将样品溶液点于起始线上。各点之间的距离约为 1～2cm，点的直径不宜超过 0.5mm。

（2）展开 纸色谱的展开形式基本上与薄层色谱相同，例如上行展开、下行展开、径向展开（分别为图 2-18、图 2-19、图 2-20）、多次展开和双向展开等。

（3）显色 当展开剂展开至终止线时取出，将滤纸在室温下晾干、用电吹风或其他加热方法促其干燥。干后，先在紫外灯下检查有无荧光。若有荧光先用铅笔标出其位置，并记录其颜色和强度。然后根据不同的分离对象，再喷洒适当的显色剂，使色谱显色，并用铅笔将色点的位置做标记。

（4）结果的表示 纸色谱上斑点的位置，同样也是以比移值来表示。

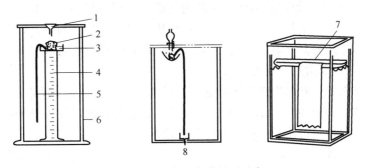

图 2-19　下行纸色谱展开示意

1—分液漏斗；2—压滤纸的玻璃物体；3—展开剂槽；4—采用量筒

作为支架；5,7—色谱滤纸；6—标本缸；8—回收溶剂

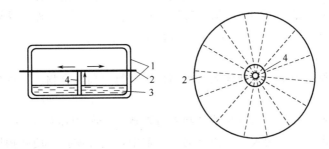

图 2-20　径向纸色谱展开示意

1—培养皿；2—色谱纸；3—展开剂；4—纸芯

图中箭头表示展开剂展开方向

三、柱色谱法

色谱在柱子上进行操作的称为柱色谱法。根据其分离的原理，柱色谱又分为吸附柱色谱、分配柱色谱、离子交换柱色谱、凝胶柱色谱等。本节只介绍前两类。

1. 吸附柱色谱法

吸附柱色谱法是将混合物样品加装在有吸附剂的长玻璃柱顶，再用适当的溶剂冲洗，由于吸附剂对各组分吸附能力不同而在柱中向下移动的速度不同，从而使各成分得到分离。具体操作技术介绍如下。

（1）装柱　将色谱柱洗净、干燥，底部铺一层脱脂棉，如柱底部有烧结筛板不需铺脱脂棉。装柱法有两种。

① 干装法　将吸附剂通过小漏斗倒入柱内，中间不能间断，形成一细流慢慢加入管内，也可用橡皮槌轻轻敲打色谱柱，使装填均匀。然后打开下端活塞，倒入洗脱剂，以排尽柱内空气，并保留一定液面。

② 湿装法　将最初准备使用的洗脱剂装入管内，然后把吸附剂慢慢连续不断地倒入柱内（或将吸附剂与适量洗脱液调成混悬液慢慢加入柱内），此时将下端活塞打开，使洗脱剂慢慢流出，带动吸附剂缓缓沉于柱的下端，待加完吸附剂后，继续使洗脱剂流出，直到吸附剂的沉降不再变动。将多余洗脱剂放出至上面保持有 1cm 高液面为止。湿法装柱较均匀，不易产生气泡，是常用的一种装柱方法。

（2）加样　将欲分离的样品溶于少量开始的洗脱剂中，制成溶液（要求体积小，浓度高），加于色谱柱的顶端。如样品不溶于开始的洗脱剂，则将样品溶于挥发性的溶剂中，然后取少量的吸附剂（约为全量的 1/10～1/20）与其拌匀，除尽溶剂，再将含有样品的吸附剂均匀置于柱顶，样加好后，在其上盖两层滤纸，其上再放一重物（如碎陶瓷片、玻璃珠等），以免加入溶剂时吸附剂被反冲上来。

（3）洗脱 首先是选好起步洗脱剂，起步洗脱剂可用薄层色谱来摸索，通常选择能将斑点推出约 0.2cm 左右的溶剂作为起步洗脱剂。将选好的洗脱剂，放入分液漏斗，打开活塞慢慢连续不断地滴加在色谱柱上。同时打开色谱柱下端活塞，等份收集洗脱液，也可用自动收集器收集，流速保持 1～2 滴/s。并采用梯度洗脱，逐步增大洗脱剂的极性以增强洗脱能力，如单一溶剂洗脱效果不好，可用混合溶剂洗，对成分复杂的常用梯度洗脱。每份收集洗脱液的量和所用吸附剂的量大体相当（即在用 20g 吸附剂时，则可 20ml 收集 1 份）。如各成分的结构相似，每份收集的量要小，反之则大些。每份洗脱液采用薄层色谱或纸色谱定性检查。若为单一成分，则 R_f 值相同的洗脱液合并，合并后回收溶剂可得某一单体成分。如仍为几个成分混合物，可再用色谱法或其他方法进一步分离。

2. 分配柱色谱

本法是将吸附有固定液的载体装入色谱柱中进行分离混合物的一种色谱方法。具体操作技术介绍如下。

（1）装柱 先将选好的固定相溶剂和支持剂放在烧杯内搅拌均匀，在布氏漏斗上抽滤，除去多余的固定相后，再倒入选好的流动相溶剂中，充分搅拌，使两相饱和平衡，然后在色谱柱中加入已用固定相饱和过的流动相，再将载有固定相的支持剂按湿法装入柱中。

（2）加样 加样量一般按样品量与支持剂量比为 1:（100～1000）。加样时将样品溶于少量流动相中，加于柱的顶端。如样品难溶于流动相，易溶于固定液，可用少量固定液溶解，再加少量支持剂拌匀后装入柱顶。如样品在两相都难溶解，可溶于适宜的挥发性溶剂中，拌入干燥的支持剂，挥去溶剂后，再加适量的固定液拌匀后上柱。

（3）洗脱 洗脱方法与吸附柱色谱法相同，但必须注意的是用作流动相的溶剂一定事先用固定液饱和，否则色谱过程中大量的流动相通过支持剂时，就会把支持剂中的固定液逐渐溶掉，破坏平衡，影响分离，甚至最后只剩下支持剂，而破坏了该分配系统。

（4）结果 收集的洗脱液同吸附柱色谱法，以薄层进行定性分析，相同的成分可合并经处理得到单一成分。

四、聚酰胺色谱法

本法是以聚酰胺为吸附剂的一种吸附色谱法。聚酰胺又称为尼龙，是由酰胺聚合而成的一类高分子物质，种类很多。作为色谱用的主要为聚己内酰胺（尼龙-6）和聚己二酰二胺（尼龙-66），聚己内酰胺可用下列结构表示：

（一）聚酰胺的性质

聚酰胺（尼龙-6 和尼龙-66）可溶于浓盐酸、甲酸；微溶于乙酸、苯酚等溶剂；不溶于水、甲醇、乙醇、丙酮、乙醚、三氯甲烷、苯等常用的有机溶剂中。对酸稳定性差，对碱较稳定。

（二）聚酰胺色谱的基本原理

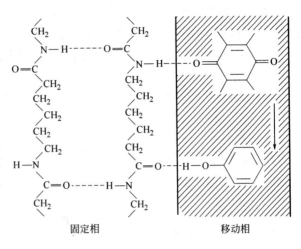

图 2-21　聚酰胺吸附作用的原理图解

聚酰胺色谱也是一种吸附色谱。主要是利用聚酰胺结构中的多个酰氨基与酚类、酸类、醌类等化合物形成氢键而产生吸附作用（图 2-21），由于各成分与聚酰胺形成氢键的能力大小不同，被聚酰胺吸附的能力大小也不同；这样通过不断地吸附、解吸附而将可与聚酰胺形成氢键能力大小不同的化合物分离开。

（三）影响聚酰胺吸附力的因素

1. 与被分离成分的结构有关

（1）与化合物形成氢键基团的多少有关　一般化合物分子中含形成氢键的集团越多，与聚酰胺形成氢键能力越强，被吸附力也大，如

（2）与化合物的分子内氢键有关　能形成分子内氢键的化合物被吸附的能力减小，如

（3）与芳香核、共轭双键的多少有关　芳香核、共轭双键多者被吸附力强，少者被吸附力弱，如

2. 与溶剂介质有关

聚酰胺与各类化合物在水中形成氢键的能力最强，在有机溶剂中较弱，在碱性溶剂中最弱。因此这些溶剂的洗脱能力正好与该顺序相反。甲酰胺或二甲基甲酰胺是酰胺结构，洗脱能力最强。因此，常用溶剂对聚酰胺的洗脱能力次序如下：

　　水＜甲醇或乙醇＜丙酮＜稀氢氧化钠水液或稀氨水液＜甲酰胺或二甲基甲酰胺

（四）聚酰胺色谱的应用

聚酰胺色谱的适用范围较广，对酚类、黄酮类化合物的吸附是可逆的（鞣质例外），分离效果好，且吸附容量又大，故聚酰胺色谱特别适合于该类化合物的制备分离。另外还可用于生物碱、萜类、甾体、糖类、氨基酸等其他极性与非极性化合物的分离。由于其对鞣质的吸附几乎是不可逆的，所以用于粗提取液的去鞣质较好。

（五）聚酰胺色谱的操作技术

1. 聚酰胺柱色谱

操作与吸附色谱柱基本相同，常采用湿法装柱，即取聚酰胺粉用水浸泡 1h 后，搅匀装柱；然后将欲分离的样品溶于水装入柱顶，若不溶于水的样品可用能溶解样品的挥发性溶剂溶解后，用少量聚酰胺吸附后，挥干溶剂，再用水搅匀，装入柱顶；然后用水、由稀到浓的乙醇（10%，30%，50%，70%，95%）或三氯甲烷洗脱，如仍不能洗脱时可用 3.5% 的氨水、5% 的氢氧化钠洗脱。

2. 聚酰胺薄膜色谱

聚酰胺薄膜板市面上有售，名为聚酰胺片。操作时只需在购回的聚酰胺片上按吸附薄层法点样、展开即可。在此要说明的是聚酰胺片可反复使用。再生方法：用丙酮与 25% ~ 28% 的浓氨水（9∶1）或丙酮与 90% 的甲酸（9∶1）浸泡 6h，洗去污物，再用甲醇洗涤，晾干后可重新使用。

五、离子交换色谱法

本法是以离子交换树脂作为固定相，用水或与水混溶的溶剂作为流动相。在流动相中存在的离子性物质与树脂上同电荷离子进行交换而被吸附，代替因吸附剂表面活性所产生的吸附作用，再用带有同种电荷离子的溶液进行洗脱，由于不同的离子和离子交换剂的交换能力不同，使离子型化合物得到分离的一种色谱方法。

1. 离子交换树脂的种类

目前常用的离子交换树脂是聚苯乙烯树脂，是由苯乙烯加入二乙烯苯（交联剂）聚合而成的网状结构（常称为母核），在母核上再引入一些酸性或碱性基团即成。如果母核上引入的是强酸性（$-SO_3^- - H^+$）基团，称为强酸性阳离子交换树脂；引入的是弱酸性（$-COO^- H^+$）基团，称为弱酸性阳离子交换树脂；引入的是强碱性 $[-N^+(CH_3)_3 OH^-]$ 基团，称为强碱性阴离子交换树脂；引入的是弱碱性（$-NH_2 OH^-$、$=NHOH^-$）基团，称为弱碱性阴离子交换树脂。

2. 离子交换原理

离子交换树脂上的酸性或碱性基团在水中解离成离子，其离子可与溶液中的同电荷离子产生可逆的交换而毫不影响离子交换树脂本身的结构。由于它与各种离子的亲和能力不同，借此使各种不同的离子化合物得以分离。

交换色谱的原理可以用下列平衡式表示：

$$R-SO_3^- H^+ + Na^+ Cl^- \rightleftharpoons R-SO_3^- Na^+ + H^+ Cl^-$$
$$R\equiv N^+ OH^- + Na^+ Cl^- \rightleftharpoons R\equiv N^+ Cl^- + Na^+ OH^-$$

由上述反应式可以看出 Na^+ 和 H^+、OH^- 和 Cl^- 之间进行了交换，而且这种交换反应是可逆的。若要使反应不断地向右方向进行，就必须使 H^+ 和 OH^- 的浓度降低，在色谱柱中只要让交换过程中产生的酸和碱流出柱即可，此过程为交换过程；若要反应向左方向进行，只需要增强反应过程中的酸或碱的浓度，即加入酸或碱进行洗脱，反应则可向左方向进行，已交换的离子又可游离而被洗脱下来。

3. 离子交换色谱的操作技术

（1）树脂的预处理　商品树脂是钠型（阳离子交换树脂）及氯型（阴离子交换树脂），而交换时用的则是氢型及氢氧型，在合成的离子交换树脂中通常还含有可溶性小分子有机物及铁、钙等杂质，故使用前必须预先处理。其过程（以阳离子交换树脂为例）：先用蒸馏水浸泡 1~2 天，充分膨胀后，再用水洗至澄清，加 10 倍量 2mol/L 盐酸搅拌 2h（或在柱中流洗），除去酸溶性成分后用水洗至中性，再加 10 倍量 2mol/L 氢氧化钠搅拌 2h（或流洗），除去碱溶性成分，可反复处理完全除去杂质，再用 10 倍量的 2mol/L 盐酸处理，使其转成氢型待用。阴离子交换树脂预处理的过程同上，只是用水处理后，先用碱再用酸，最后用碱处理，使其转为氢氧型待用。

（2）装柱　将上述处理好的离子交换树脂用水均匀地装入柱中。离子交换用的色谱柱有玻璃、有机玻璃、塑料及不锈钢各种制品，但都要耐酸碱，柱直径和长度一般为（1：10）～（1：20），为了提高分离效果也可用更长的。

（3）交换和洗脱　将含有离子的溶液通过离子交换树脂，溶液中与树脂上的同种电荷离子产生交换而被吸着在树脂上，待样品溶液流完，用蒸馏水冲洗树脂柱。洗去残液，再进行洗脱。洗脱的原则是用一种比吸着物质更活泼的离子把吸着物质替换出来。因此，阳离子交换树脂中的物质可用不同浓度的酸洗脱，可使不同强度的碱性成分分别与不同浓度的酸成盐而溶于水洗出，也可用碱洗，使碱性成分游离，再用有机溶剂将游离的碱性成分洗出；阴离子交换树脂中的物质可用不同浓度的碱洗，可将不同酸性的成分分别与不同浓度的碱成盐而溶于水洗出，也可用酸洗，使酸性成分游离，再用有机溶剂将游离的酸性成分洗出。洗出的溶液可用薄层色谱定性，相同的组分合并，回收溶剂即可得单一化合物。

（4）树脂的再生　使用后的树脂经处理又恢复原状的过程称为再生，即由氢型及氢氧型转为钠型和氯型的过程。再生的方法基本与预处理相同。如还要交换同一种样品，只需要经转型处理就行了。

4. 离子交换色谱的应用

离子交换色谱法主要用于能产生离子的成分，如生物碱、有机酸、酚类、氨基酸、肽类等成分的分离。若分离碱性成分，则选用阳离子交换树脂；若分离酸性成分，则选用阴离子交换树脂；若分离两性成分如氨基酸，则可以用阳离子交换树脂或阴离子交换树脂。

六、凝胶色谱法

凝胶色谱法又称为凝胶过滤色谱、分子筛色谱、凝胶渗透色谱、分子排阻色谱等，是一种以凝胶为固定相的液相色谱法，是近年来发展起来的新技术。它具有操作方便，不会使物质变性，凝胶不需要再生，可反复使用等优点，而受到重视。目前用的凝胶有葡聚糖凝胶、琼脂糖凝胶、聚丙烯酰胺凝胶、聚苯乙烯凝胶等。其中最常用的是葡聚糖凝胶。下面以葡聚糖凝胶为例进行讨论。

1. 凝胶色谱分离原理

葡聚糖凝胶是应用最广的一类凝胶。它具有由葡聚糖（右旋糖酐）和甘油基通过醚桥键相交而成的多孔性网状结构。由于凝胶颗粒在水中可吸水膨胀成为大分子的网状立体结构，并有许多一定大小的网孔，使溶液中的小分子物质能自由扩散进入这些网孔内，而大分子不能进入网孔而随溶液顺凝胶间隙下流，下移速度较小分子物质快。使分子大小不同的物质以先后顺序流出柱

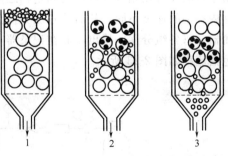

图 2-22　凝胶色谱原理

◎代表大分子物质　●代表小分子物质

○代表凝胶颗粒

1—待分离的混合物在色谱床表面；

2—样品进入色谱床，小分子进入凝胶颗粒内部，大分子随溶液从颗粒的缝隙流过；3—大分子物质很快流出色谱床，小分子物质仍在缓慢移动

从而将分子大小不同物质分离（图 2-22）。

2. 凝胶色谱的操作技术

（1）浸泡膨胀 将干凝胶用洗脱剂浸泡，洗脱剂的用量应较多地超过凝胶的吸水量，使之充分吸水膨胀。

（2）装柱 柱管大小的选择与装柱方法与一般色谱柱相同。但应避免选用直径太小的管子，因柱管太细会引起"器壁效应"，即在柱中心移动慢，在管壁处移动快，因而影响分离效果，一般以 2.5cm 直径的柱较常用。在装柱时，凝胶沉集后，将溶剂放出，再通过 2～3 倍柱床体积的溶剂使柱床稳定，然后在凝胶表面放一张滤纸或其他多孔性板，以防止加样时破坏凝胶表面。在整个实验过程中不能使液面低于凝胶表面，并严防混入气泡。

（3）加样 样品都以溶液形式加入，虽然按常规希望样品浓度高些，但因分离对象大多为高分子物质，浓度高了则溶液的黏度也随之增大，会影响分离效果。加样方法与其他柱色谱相同。

（4）洗脱 洗脱剂与浸泡膨胀凝胶所用的溶剂相同。常用的洗脱剂为水（多用于中性物质）及电解质溶液（包括酸、碱、盐的溶液及缓冲液等）。有时根据选用的凝胶和分离物质的特性，选用水与有机溶剂的混合液，如水-甲醇、水-乙醇、水-丙酮等作为洗脱剂。

凝胶柱可反复使用，无特殊的再生处理。但在长期使用过程中，凝胶颗粒可能逐渐变紧而影响流速，这时可倒出重新装柱，或用反冲法使凝胶松动冲起再行沉降。

3. 凝胶色谱的应用

凝胶色谱不仅可用于大小分子化合物的分离，还可用于脱盐、吸水浓缩、除热源及在分析方面相对分子质量的测定等均可应用。

七、气相色谱法（GC）

本法是以气体作为流动相的色谱法，就其操作形式来看属于柱色谱。按固定相的状态不同可分为气-固吸附色谱及气-液分配色谱。其中以气液分配色谱应用最广。

操作时将填充剂或涂有液体的载体（支持剂）装入柱内（一般柱有直形、U 形或螺旋形），欲分离检测的样品从进样口注入后，被加热气化，气化后的样品被载气载入色谱柱内，由于样品在移动相（气体）与固定相之间的分配系数不同或被吸附、解吸附能力不同，而在柱内移动的速度不同，从而使各成分得到分离。被分离的成分又随载气流出色谱柱，进入检测器，将各组分逐一检出，而在记录器上以峰的形式显示出来，即常见的气相色谱图。气相色谱流程如图 2-23 所示。

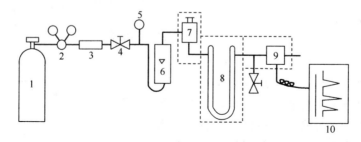

图 2-23 气相色谱流程示意

1—载气钢瓶；2—减压阀；3—载气净化装置；4—稳压阀；5—压力表；
6—流速计；7—进样器；8—色谱柱；9—检测器；10—放大器与记录器

气相色谱法所用的仪器为气相色谱仪。载气由高压气瓶 1 供给，经压力调节器 2 降压，经净化器 3 净化，由稳压阀 4 调至适宜的流量而进入色谱柱 8，待流量、温度及基线稳定后，由进样器 7 注进样品。样品被加热气化后，被载气带入色谱柱 8，流出的各组分，被载气带入检测器 9，检测器将物质的浓度或质量的变化，转变为电压（或电流）的变化，电压（电流）随时间的变化由记录器记录，所记录的电压-时间曲线即浓度-时间的曲线，称为流出曲线。可用此曲线对样品进行定性和定量分析。气相色谱法，是现代应用较广泛的一种分离分析手段。在分离检测技术不断完善的今天，已成为石油化工、药物代谢、毒物分析及环保监测等领域必不可少的测试工具，在中药化学的研究方面也显示出其优越性，尤其适用于挥发油的分离分析。随着气相色谱技术的迅速发展，气相色谱仪与质谱联用，利用气相色谱作为分离手段，用质谱仪充当分析工具，再配上计算机作处理系统，使数据处理自动化，既迅速又准确。

八、高效液相色谱法（HPLC）

1. 概念

高效液相色谱有时称高压液相色谱或高速液相色谱，是利用高压的手段加快液体流动相流速的一种高效能的液相色谱法，是在经典的液相色谱基础上发展起来的一种快速分析技术。

2. 分类

按分离原理可分为 4 种类型，即吸附原理、分配原理、离子交换原理及凝胶原理。

又因固定相和流动相的不同，分为正相色谱和反相色谱。当固定相极性大，流动相极性小时为正相色谱；固定相极性小，流动相极性大时，为反相色谱。

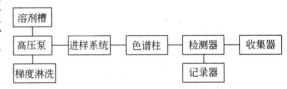

3. 高效液相色谱仪的分离过程

高效液相色谱仪由输液泵、进样系统、

图 2-24　高效液相色谱流程示意

色谱柱、检测器和数据处理器等组成（图 2-24）。输液泵为整个系统提供恒定流速的流动相。由于色谱柱的密度很高，因此输液泵的最大输出压力可达到 $300 \sim 500 kgf/cm^2$（$1kgf/cm^2 = 98.0665kPa$），当柱阻大时，输出压力相应增高，柱阻小时，输出压力相应减小，以保持流量不变。样品经进样器进入色谱系统，由流动相带入色谱柱，经过不断的交换，样品中不同性质的成分被分离，先后进入检测器中，检测器将不同样品的洗脱时间和浓度变化转变成电信号送至数据处理器进行处理，最后绘出色谱图和打印出分析报告。据此对样品定性定量分析。

4. 特点及应用

经典液相色谱通常使用的柱填料是大于 $100\mu m$ 的粗粒度全孔吸附剂，如硅胶或氧化铝等，柱长 $1 \sim 2m$，直径 $1 \sim 2cm$，柱效很低，分离能力差，只能进行简单混合物的分离。而高效液相色谱采用 $5 \sim 10\mu m$ 微粒填料，柱长一般 $15 \sim 30cm$，柱内径约 4mm。由于采用高压均浆装柱，填料均匀，密度高。因此，柱效极高，样品分析重现性好，准确度高。据统计目前已知有机化合物的分析有 $75\% \sim 80\%$ 需要由液相色谱来完成。这主要因为在高效液相色谱中，样品只要在流动相中有一定的溶解度，即可进样分析。

高效液相色谱法除了有色谱分离所具有的速度快、效率高、仪器化等的优点外，还具有样品不需气化、只需在流动相中有一定的溶解度即可进样分析的特点。与气相色谱比，柱温不需太高，所以对挥发性差或遇热不稳定的成分及分子量大的高分子化合物及离子型化合物的分离极为有利。因此高效液相色谱对样品适用范围广、进样量大，便于制备分离。目前除了在药物分析、中药化学分离分析方面广泛应用外，在其他需要定性、定量分析方面也应用广泛。

第四节 中药化学成分的初步鉴定方法

一、初步鉴定方法概述

中药的化学成分种类多、结构复杂，有已知结构的，也有未知结构的。对中药化学成分进行鉴定是一项复杂的技术，鉴定方法也很多，常用方法有性状鉴定、物理常数测定、化学检识、色谱、光谱、质谱、核磁共振等方法。一般可根据被鉴定成分的结构是已知的还是未知的以及对鉴定结果的要求，采用不同的鉴定方法或系列方法结合使用。

中药化学成分的鉴定主要有初步鉴定（或称检识）和分子结构的测定。中药材的真伪鉴定、中药制剂的检验分析以及中药化学成分的预试验，通常是对中药化学成分的初步鉴定，被鉴定成分的结构多为已知或判断其是否为某已知成分。分子结构测定主要应用于中药中未知结构化学成分的研究，为中药化学研究的高深内容，本书不做介绍。

二、初步鉴定方法详述

（一）物理鉴定

1. 性状鉴定

根据各类成分的性质特点，从有效成分的形态——固体物质是否有结晶，晶体的形状；有效成分的颜色等方面来鉴定。

2. 荧光鉴定

荧光鉴定是利用有些中药化学成分，如黄酮、香豆素、蒽醌等，在可见光或紫外光下能产生一定颜色的荧光的性质，来进行鉴别。鉴别时将样品于紫外灯下观察其荧光情况。

3. 物理常数测定

用于鉴别物理常数的化合物，必须是经过反复重结晶或重蒸馏的单体物质。只有在很纯的单体情况下，测定各种物理数据才是可靠的，通常应测定的物理常数有以下几项。

（1）熔点 化合物的熔点，是固体物质鉴定中不可缺少的物理常数之一，各种固体有机化合物，均有其固有的熔点。通过熔点测定，可以大体了解化合物的纯度，多数含有杂质的化合物，熔点都较其相应的纯品为低，熔距加长。化合物的熔点测定方法见其他基础化学参考书。

（2）沸点 液体化合物的沸点，对于纯液体来说是恒定的，可因其纯度下降而降低。同固体物质熔点一样，沸点也是鉴定液体化合物的一个很重要的物理常数，对于液体成分进行蒸馏纯化时，可提供很重要的参考。

不论是对固体熔点测定或做液体沸点测定，在尽可能的情况下都应当参考化合物的色谱结果，以便确定其是否系纯化合物。

（3）相对密度 测定液体化合物的相对密度，可以区别与其类似的化合物和检查液体化合物的纯度。温度对相对密度的影响较大，通常每当室温升高 1℃ 时，纯水的密度就减低 0.03％，而温度对液体有机化合物的影响又比水大 2～5 倍，故在测定液体相对密度时，严格控制测定时的水和液体温度，对测定相对密度的准确性，具有很重要的意义。

（4）比旋度　有机化合物的比旋度，也是很重要的物理常数之一，常被用于含手性碳化合物的鉴定。

化合物的旋光度与其性质、溶液的浓度、测定的温度、光线的波长以及光线透过液层的厚度等诸因素均有关系，所以多用比旋度 $[\alpha]_D^t$ 来表示化合物旋光度的物理特征。

旋光计的应用很广，常用于鉴定旋光物质的纯度，如挥发油、生物碱、树脂、樟脑等；而用一般化学分析方法则比较麻烦。

（5）折射率　折射率是物质的一个特性常数，它与化合物的结构有关，也与测定时的温度、光线的波长以及样品的密度有关。主要可用于液体化合物的鉴别。

（二）化学鉴定

本法是利用适宜的化学试剂与中药中的有效成分发生作用，从产生的特定气味、颜色或沉淀等现象，来判断某成分的有无。观察反应可在滤纸上、白瓷板上或试管中进行。不同中药化学成分的结构不同可与一些不同的特定试剂产生可供鉴别的反应，在各论中将分别介绍。

利用颜色反应和沉淀反应可初步判定中药中所含的成分，既灵敏又方便可行。在使用时，应注意各个反应的适用条件。有些颜色反应还可作为纸色谱和薄层色谱的显色手段。

为避免出现干扰、假阳性反应，需在查阅有关文献的基础上，慎重选择专属性强、干扰少的反应。

（三）色谱鉴定

色谱鉴定主要是以平面色谱为主，在中药中广泛用于定性鉴别。平面色谱（即薄层色谱和纸色谱）可在同一块板上或色谱滤纸上容纳多个样品，鉴定时可将样品和对照品液点在同一色谱板上，然后在相同条件下展开，观察结果，进行对照。色谱鉴定是在分离的基础上进行分析鉴定，比化学法更准确、灵敏，而且样品用量少。

平面色谱鉴别结果的准确性，取决于能否得到一个斑点清晰圆整、分离度和重现性良好的色谱图。影响色谱图的因素有多方面，因此，要想得到理想的结果，既要对中药进行初步提取，又要合理地选择色谱条件。

1. 样品溶液的制备

中药在用平面色谱法鉴别前，需先制成供点样用的样品液。对样品提取处理的方法很多，除常规的冷浸、水浴加热回流、连续提取外，还可使用超声波震荡器处理；使用挥发油提取器等。

2. 平面色谱条件的选择

（1）薄层色谱条件的选择　根据被鉴别中药中的有效成分的极性进行选择。如成分亲脂性较强则选用液-固吸附色谱，以吸附剂作为固定相，混合的亲脂性有机溶剂作为流动相；如成分亲水性较强则选用液-液分配色谱，以水相或非水相作为固定相，相对应亲水性有机溶剂或亲脂性有机溶剂作为流动相。

（2）纸色谱条件的选择　纸色谱的原理与液-液分配色谱相同，适合于鉴别极性较大的成分。一般极性很大的成分选用水（色谱滤纸中所含的水）作为固定相，亲水性溶剂作为流动相；极性相对较小的成分则选用被甲酰胺浸泡的滤纸，以甲酰胺作为固定相，亲脂性有机溶剂作为流动相。

3. 影响色谱鉴别的因素

（1）样品液的净化程度 样品经预处理后，干扰物去除得越多，则色谱斑点越清晰易辨，否则，大量无关色点连为一体，无法辨认。

（2）吸附剂的性能和薄板质量 一般情况下，颗粒小且分布范围窄的吸附剂，分离度好，灵敏度高。使用前要活化均匀。

此外，薄层厚度增加，R_f 值往往加大；薄层厚度变薄，展开后的斑点较为扩散。

（3）点样质量 点样好坏对展开后斑点的质量有很大影响。若原点直径过大，展开后扩散严重；而点样量过多，会使展开剂绕行，产生斑点拖尾或重叠；如点成空心圆，则会产生奇形怪状斑点而难以确定斑点的中心。因此，原点直径应尽量在 3mm 以下，点样量不可超过 $10\mu g$。

配制点样溶液应选用具挥发性、能溶解组分、极性小的溶剂，以避免因溶剂洗脱力过强而致原点环形扩散。

（4）展开剂的组成和饱和情况 对溶剂系统优化选择，使各个斑点的 R_f 值均在 0.2～0.8 之间。应尽量避免极性相差太大的溶剂混合使用。

若展开剂未达饱和，则在展开时易出现边缘效应。有时还会使各斑点的 R_f 值发生变化，造成分离度明显下降。

（5）展开距离 当样品液中成分较多时，若展距过短，则斑点分离不完全，彼此重叠形成念珠状。此时可延长距离或选用双向展开。

（6）相对湿度 吸附剂表面的活化状态受环境湿度影响，点样前后色谱板在大气中过久，会使活度改变，对色谱质量有明显的影响。

（7）温度 一般在较高温度下展开，所得的 R_f 值较高，反之，R_f 值较低。

第五节 实 训

一、仪器和设备认知

（一）目的要求

① 熟悉中药化学成分提取分离常用实验仪器和生产设备。

② 掌握常用提取分离仪器、设备的使用方法。

（二）必备仪器、设备

1. 仪器

容器（烧杯、烧瓶）、量器（移液管、容量瓶、量筒、量杯）、冷凝器（空气冷凝管、直形冷凝管、球形冷凝管、蛇形冷凝管等）、滤器（普通漏斗、布氏漏斗、抽滤瓶、真空泵、分液漏斗等）、干燥器、各种抽提器、温度计、标准磨口仪器、色谱用仪器（色谱板、色谱柱、展开容器、铺板器等）。

2. 设备

多功能提取罐、渗漉缸、萃取罐、蒸发器、浓缩罐、生产抽滤装置及各种干燥设备等。

（三）操作方法

1. 实验仪器清洗认知

将中药化学实验中要用的仪器让学生清点、清洗，由任课教师和实验教师教学生掌握仪器的名称、使用方法。

2. 生产设备的认知

由指导老师带学生去中药提取车间认知常用的中药化学成分提取分离设备。

3. 仪器和设备操作示范

由老师给学生做相关实验装置的操作示范。由熟练操作的师傅给学生做相关生产操作示范。

二、薄层色谱及纸色谱操作

（一）目的要求

① 掌握硅胶和氧化铝色谱板的制备方法。

② 掌握薄层色谱及纸色谱的基本操作。

（二）操作原理

薄层色谱在一般情况下是吸附色谱，利用吸附剂对化合物吸附能力的不同而达到分离。吸附剂为氧化铝或硅胶。

纸色谱是一种分配色谱，利用化合物在展开剂和水中分配系数的不同而达到分离。一般在展开剂中分配系数大的化合物，其 R_f 值要比在展开剂中分配系数小的化合物的 R_f 值大。

（三）操作方法

1. 薄层色谱板的制备

（1）干法铺板　将吸附剂（氧化铝或硅胶）置于薄层涂铺器中，调节涂铺器高度，在一玻璃板上向前推动，即得均匀薄层。如果没有涂铺器可用下述简易操作涂铺薄层，取待铺薄层的干净玻璃板一块，放在一张长和宽均大于玻璃板的白纸上。另取表面光滑，直径均一的玻璃棒一支，依据所制备的薄层的宽度和厚度的要求，在玻璃棒两端套上厚度为 0.3～1mm 的塑料圈或乳胶管，操作时将氧化铝粉均匀地铺在玻璃板上，再用玻璃棒压在玻璃板上，双手均匀用力，将吸附剂自一端推向另一端即成。推移玻璃棒时不宜太快，也不应停顿，否则薄层厚度不均匀。

涂铺硅胶薄层时，薄层厚度应稍厚，需 1～2mm，否则很难铺匀。

（2）湿法铺板

① 硅胶 G 薄层　取硅胶 G 1 份，置乳钵中加水约 5 份研磨均匀，放置片刻，随即用药匙取一定量，分别倒在一定大小的玻璃板上（或倒入涂铺器中，推动涂铺，均匀涂铺成 0.25～0.5mm 厚度），轻轻振动玻璃板，使薄层表面平整均匀。然后在水平位置放置。待薄层发白近干，于烘箱中 110℃烘干活化 1～2h，冷却后贮存于干燥器内备用。薄板活化烘干的温度和时间可根据色谱的需要进行调整。如检识水溶性成分或一些极性较大的成分时，所用薄层板只需在空气中自然干燥，不经活化即可贮存备用。

② 硅胶（H）羧甲基纤维素钠（CMC-Na）薄层　取羧甲基纤维素钠 0.2g，加水 25ml，在水浴上加热搅拌使完全溶解，放冷，倒入乳钵中，加硅胶细粉（需 10～40μm 的硅胶细粉 6～8g），研磨成稀糊状，按照硅胶 G 薄层涂铺法制备薄层。

氧化铝 G 薄层、氧化铝羧甲基纤维素钠薄层的制备法同上，一般氧化铝的用量比硅胶略多。

2. 点样、展开、显色、计算 R_f 值

(1) 薄层色谱法检查挥发油

吸附剂：硅胶 CMC-Na 薄层。

样品：薄荷油及薄荷脑的乙醇溶液（需新鲜配置）。

展开剂：石油醚（30~60℃）、乙酸乙酯、石油醚：乙酸乙酯（85：15）。

显色剂：香草醛-60%硫酸试剂。

操作：取硅胶 CMC-Na 薄层板 1 块，在距底边 1.5~2cm 处用铅笔画一条起始线及两个原点，用毛细管点适量的样品溶液于原点上，待溶剂挥干后，迅速将薄层板置于密闭的盛有展开剂的展开容器中，进行上行法展开，当展开剂展开至接近薄层的上端时取出，用铅笔标记溶剂前沿线位置，挥去展开剂，立即喷洒显色剂，必要时可适当加热促使显色。计算薄荷脑的 R_f 值，并比较 3 种展开剂哪一种最适合分离薄荷油。

(2) 纸色谱法检识芦丁

支持剂：新华色谱滤纸（中速、20cm×7cm）

样品：槐米提取液

对照品：1%芦丁乙醇液

展开剂：正丁醇：冰醋酸：水（4：1：1）

显色剂：三氯化铝的乙醇溶液

操作：取色谱滤纸条，在距底边 2~3cm 处用铅笔画一条起始线，并标记两个原点，分别用毛细管点上适量样品或对照品溶液，待溶剂挥干后（可用电吹风吹干），将滤纸用线悬吊在盛有展开剂的色谱筒中，使滤纸下端与展开剂接触，上行法展开，至展开剂前沿离起始线约 15cm 时取出，用铅笔标记溶剂前沿线位置。吹热风挥去展开剂后，喷显色剂显色，标记色斑位置，计算芦丁的 R_f 值。

(四) 操作说明及注意事项

① 进行色谱时，如要得到一个比较理想的结果，在各步操作中都要严格要求，如点样时点样量应适宜；样品原点直径不宜超过 0.5cm；展开时起始线不得浸在展开剂中；薄层板或色谱滤纸两边不能和展开容器接触；层析用容器应密闭，以及选择灵敏的显色剂等。

② 羧甲基纤维素钠溶液常用的浓度为 0.5%~1%。一般以预先配制，静置后，取其上层澄清溶液用为好，所制得的薄层板表面较为细腻光滑。

③ 点样量的多少，有颜色的样品可直接观察决定。无色的化合物可预先取一块薄层板，按一般薄层色谱法操作，点上数个不同的样品溶液，展开显色后，根据结果可确定最佳点样量。

思 考 题

1. 简述溶剂提取法的原理，有哪些方法？哪些方法提取效率高？为什么？
2. 比较各种溶剂的优缺点及各种溶剂提取法的优缺点。
3. 试说明从中药材中提取有效成分应如何选择溶剂。
4. 简述水蒸气蒸馏法、升华法的原理及适用范围。
5. 液-液萃取法的原理是什么？影响萃取的关键是什么？
6. 在萃取中为什么会产生乳化现象？一旦出现乳化，如何克服？
7. 何谓沉淀法？各种沉淀法的适用范围是什么？

8. 盐析法、透析法和分馏法各适于什么成分的分离？

9. 如何选择结晶所用的溶剂？

10. 色谱法按原理和操作形式分类，各有哪些类型？

11. 常用的亲水性吸附剂有哪些？在亲水性吸附色谱中，影响吸附力大小的因素有哪些？有何影响？

12. 如何区别正相分配色谱和反相分配色谱？

13. 聚酰胺色谱的原理是什么？适用于哪些成分的分离？

14. 离子交换色谱的原理是什么？适用于哪些成分的分离？

15. 凝胶色谱的原理是什么？适用于哪些成分的分离？

16. 荧光鉴定主要适合于哪些成分？

17. 化合物的物理常数测定有几种？各有什么特点？

18. 化学鉴定时选用试剂需遵照什么原则？

19. 影响色谱鉴定的因素有哪些？

（张秀琴，谢曼丽）

第二篇 各 论

第三章 生 物 碱

第一节 概 述

1. 生物碱的含义

生物碱是一类重要的天然有机化合物，也是科学家们研究最早的一类具有生物活性的天然有机化合物。自从 1806 年德国药师塞脱纳从鸦片中提取出纯的吗啡结晶，以后陆续有人分离出生物碱，迄今已从自然界分出 10000 多种生物碱。

生物碱是指生物体内一类具有生物活性的含氮有机物，大多具有碱的性质，能与酸反应成盐。在生物体内还有一些含氮原子的有机物，如氨基酸、蛋白质以及某些维生素等，也具有生物活性，但不列入生物碱一类。所以生物碱一词至今还没有确切的定义。

2. 生物碱在植物界的分布

生物碱广泛分布于生物有机体中，不仅存在于植物界，而且在动物和其他生物有机体中也广泛存在，如存在于蟾酥毒汁中的蟾酥碱。

在植物界至少有 100 多个科的植物中含有生物碱，集中分布在较高级的植物中，如双子叶植物的毛茛科、木兰科、茄科、豆科、罂粟科、防己科、茜草科、芸香科、马兜铃科等；单子叶植物的百合科、百部科、石蒜科等；而裸子植物中只有麻黄科麻黄属、三尖杉科三尖杉属、松柏科松属、云杉属、油杉属中含有生物碱。

生物碱主要存在于植物的根皮、树皮及种子中。如三颗针中的生物碱，以根皮中含量较高；黄柏和金鸡纳中的生物碱集中在皮部；番木鳖中的生物碱则集中在种子中。

在含有生物碱的生物机体中，很少只含有一种生物碱，往往含有数种或数十种结构相似的生物碱。如夹竹桃科的植物长春花中已分离出 70 多种生物碱，其均属于吲哚衍生物类生物碱。通常把从中药中所提得的多种生物碱的混合物称为总生物碱。如从苦参中提得的生物碱的混合物，称为苦参总碱。

在生物机体中，生物碱往往以和酸性成分结合成盐的形式存在。常见的酸有酒石酸、苹果酸等，也有的是较特殊的有机酸如金鸡纳酸、罂粟酸；个别生物碱和无机酸结合成盐；少数碱性极弱的生物碱可以游离状态存在，如鸦片中的那可汀；也有以酯或苷的形式存在的。

3. 生物碱的生物活性

生物碱大多具有生物活性，是药用植物的有效成分。如阿片中的镇痛成分吗啡、止咳成分可待因；麻黄中的抗哮喘成分麻黄碱；元胡中的活血止痛成分延胡索乙素、治疗冠心病的脱氢延胡索；黄连中的抗菌消炎成分小檗碱（俗称黄连素）；长春花中的抗癌有效成分长春新碱；萝芙木中的降压成分利血平；防己中的镇痛、消炎、降压、肌肉松弛及抗菌、抗癌成分粉防己碱等。许多情况下含量最高的生物碱是主要的有效成分，但也有例外，如乌头中的主要成分是乌头碱，但是其强心止痛的成分是含量极微的去甲乌头碱。

第二节　生物碱的结构

1. 结构特点

大多数生物碱有较复杂的环状结构，并且氮原子结合在环内，如黄连中的小檗碱、掌叶防己碱、药根碱、黄连碱，防己中的防己碱、粉防己碱等。也有少数生物碱结构比较简单，分子中的氮原子不在环内，如秋水仙中的秋水仙碱、秋水胺，麻黄中的麻黄碱、伪麻黄碱，益母草中的益母草碱等。生物碱在生物界分布非常广泛，而且数量非常多，因此生物碱类成分结构复杂，基本母核多种多样。

2. 结构类型

生物碱的结构类型见表 3-1。

表 3-1　生物碱的结构类型

序号	类　型	常见中药	代　表　结　构
1	有机胺类	益母草、麻黄、秋水仙	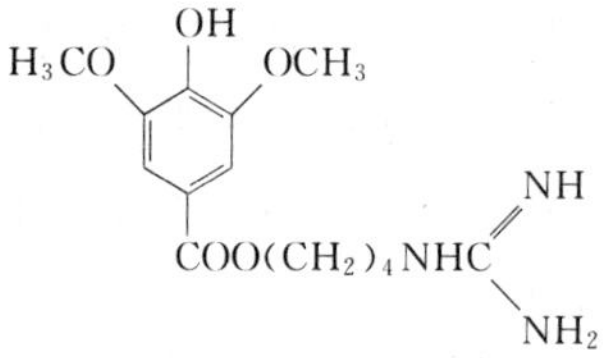 益母草碱 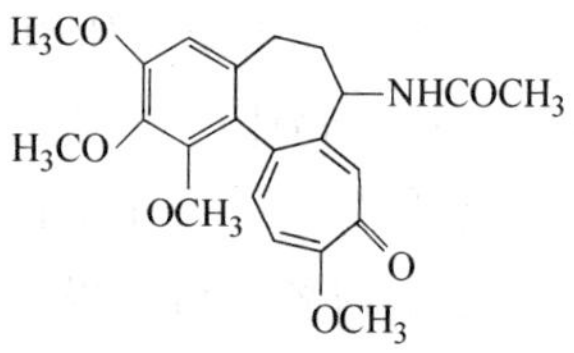　　　　秋水仙碱
2	吡咯衍生物类	四川清风藤、古柯、阔叶千里光、农吉利、一叶萩	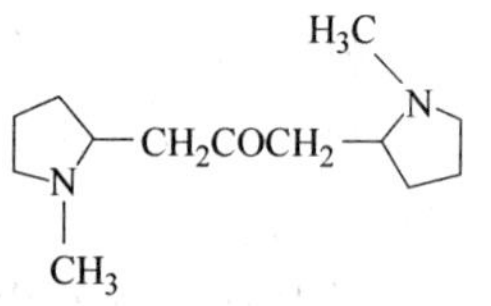 红古豆碱 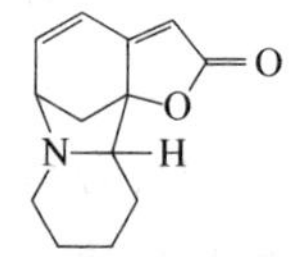　　　　一叶萩碱
3	吡啶衍生物类	槟榔、苦参、金雀花	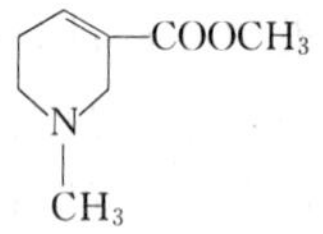 槟榔碱 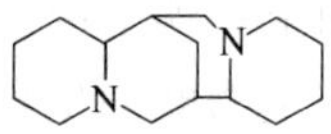　　　　鹰爪豆碱
4	莨菪烷衍生物类	颠茄、洋金花、山莨菪	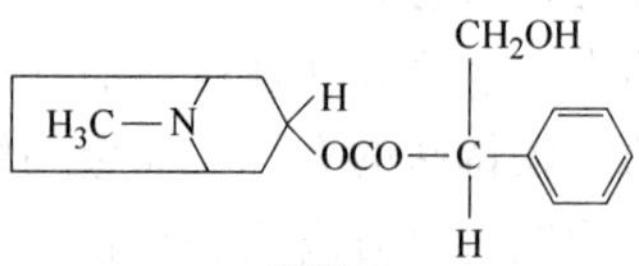 莨菪碱 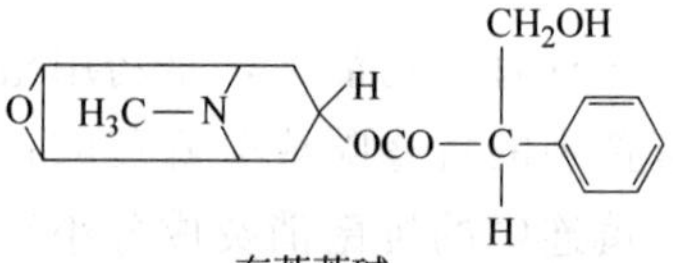　　　东莨菪碱

续表

序号	类 型	常见中药	代 表 结 构
5	喹啉衍生物类	金鸡纳、白鲜、喜树	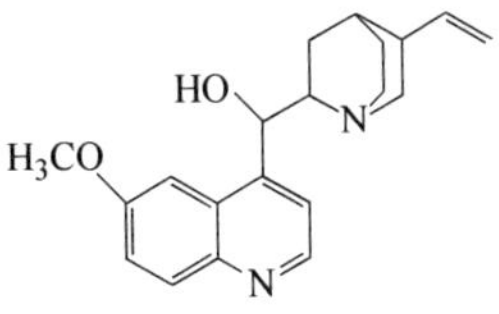 奎宁 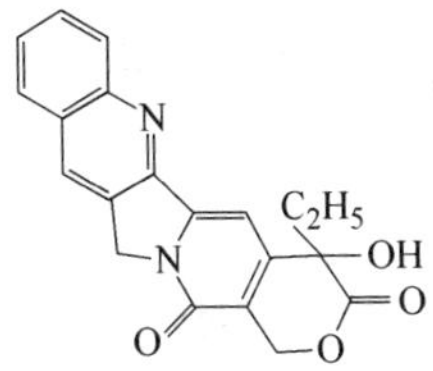　　　　喜树碱
6	异喹啉衍生物类	粉防己、黄连、马兜铃、白花罂粟、乌头、山豆根	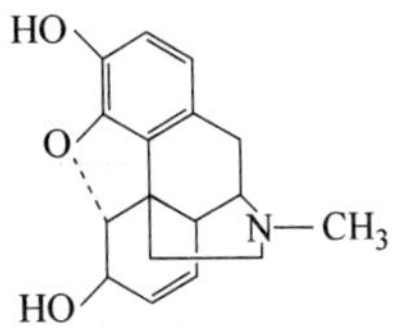 吗啡
7	吲哚衍生物类	萝芙木、长春花	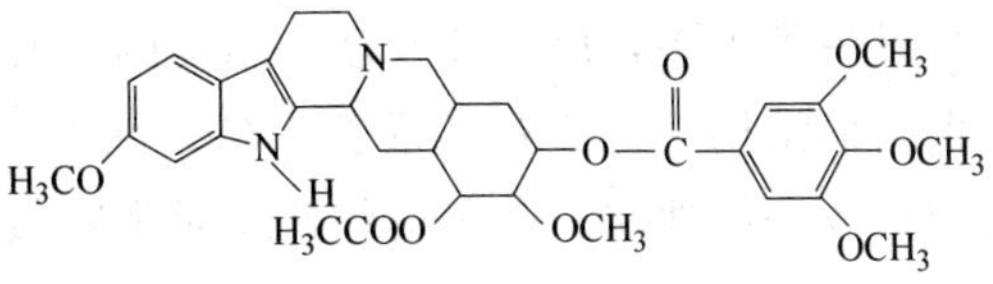 利血平
8	咪唑衍生物类	毛果芸香	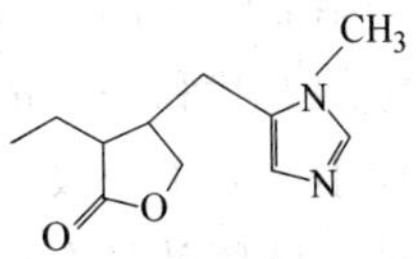 毛果芸香碱
9	喹唑酮衍生物类	野嘴花、黄常山	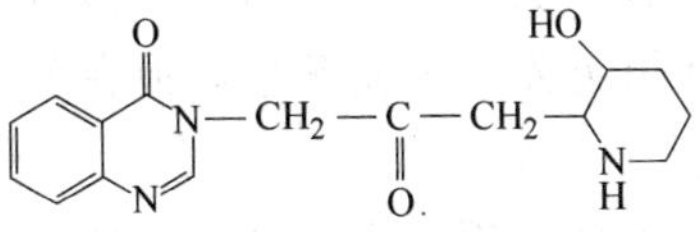 常山碱
10	萜类衍生物类	秦艽、龙胆、乌头、雷公藤	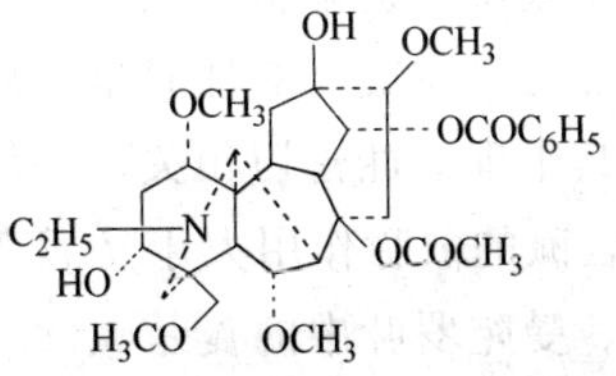 乌头碱
11	甾体衍生物类	止泻木、龙葵、藜芦、浙贝母	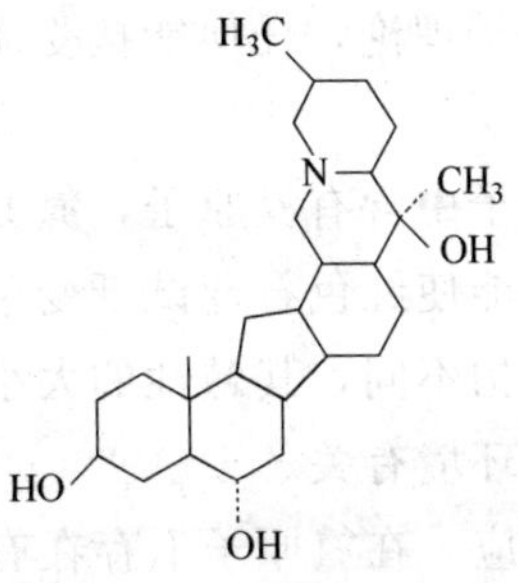 贝母碱

续表

序号	类 型	常见中药	代 表 结 构
12	嘌呤衍生物类	冬虫夏草、茶、可可	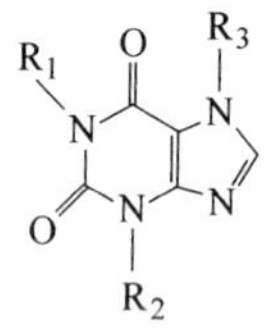 咖啡因　$R_1=R_2=R_3=CH_3$ 茶碱　$R_1=R_2=CH_3;R_3=H$ 可可碱　$R_1=H;R_2=R_3=CH_3$

第三节 生物碱的性质

生物碱种类繁多，已分离并已知结构的就有数千种，这些生物碱化学结构、性质各有所不同，但它们结构中都含有氮原子，有一些共同的性质或大多数生物碱具有的性质，称为生物碱的通性或一般性质。掌握这些性质对生物碱的提取、分离和检识具有重要的意义。

1. 物理性状

大多数生物碱是结晶性的固体或结晶性的粉末，味苦，具光学活性，分子量大。大多数生物碱的结晶有一定的形状和一定的熔点。有些生物碱为无定形固体，具有一定的分解点。少数生物碱分子量较小，分子中没有氧原子或氧原子呈酯键存在，呈液体状态，有一定的沸点。如烟碱、毒芹碱、槟榔碱具有挥发性，可随水蒸气蒸馏而不被破坏。多数生物碱为无色状态，少数具有高度共轭体系的生物碱有一定的颜色，如小檗碱呈黄色、血根碱呈红色。有些生物碱，在可见光下不显颜色，但在紫外光照射下可呈现出荧光，如利血平等。

2. 旋光性

凡是具有手性碳原子或本身为手性分子的生物碱，则具有旋光性，且大多呈左旋。无手性碳原子的如小檗碱、罂粟碱等无此性质。同一种生物碱其旋光性因溶剂和 pH 值不同而不同。如烟碱中性时呈左旋、酸性时呈右旋，麻黄碱在三氯甲烷中呈左旋、水中呈右旋。生物碱的旋光性与其生理活性密切相关，一般左旋体的生物活性较为显著，右旋体生物活性较弱或无。如 l-莨菪碱的散瞳作用大于 d-莨菪碱的 100 倍。有些生物碱的旋光性可因外消旋而消失，如洋金花、曼陀罗叶中的莨菪碱。

3. 碱性

根据酸碱质子理论，任何能接受质子的分子或离子都是碱。反之凡是能给出质子的分子或离子都是酸。

生物碱因分子中含有氮原子，氮原子上有一对未共用的孤对电子，能吸引带空轨道的氢离子而显碱性。能使红色石蕊试纸变色，能与酸结合成盐。

生物碱的结构不同，其碱性的大小也不同。生物碱碱性大小与其分子中氮原子的结合状态、所处的化学环境有关。

（1）诱导效应 在氮原子上存在有供电子基团，使氮原子周围的电子云密度增强则碱性也随之增强，相反当氮原子上存在吸电子基团时，氮原子周围的电子云密度降低，其碱性也降低。常见的供电子基团有甲基、乙基等，吸电子基团有苯基、羰基、酯基、羟基、双键、醚键等。如烟碱中的 N_1、N_2。

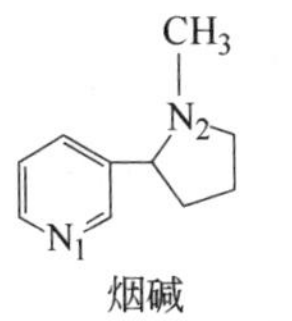

烟碱

（2）共轭效应 在生物碱分子结构中，如有共轭体系时，因共轭效应引起氮原子周围电子云密度降低而使生物碱的碱性减弱。酰胺生物碱结构中，由于酰胺键的 p-π 共轭，碱性极弱，几乎呈中性。如胡椒碱、秋水仙碱、咖啡碱等。

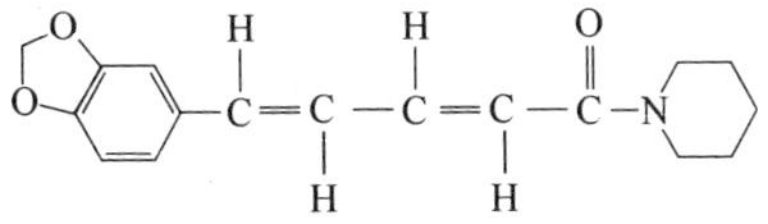

胡椒碱 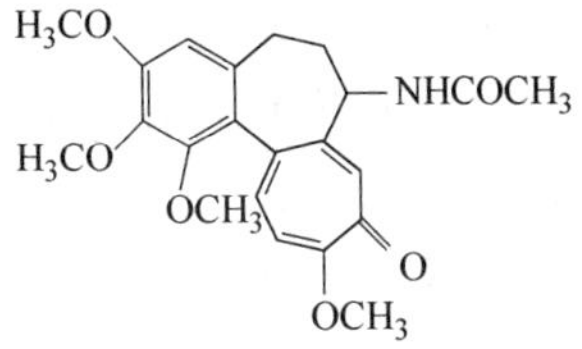　　　　　　　　秋水仙碱 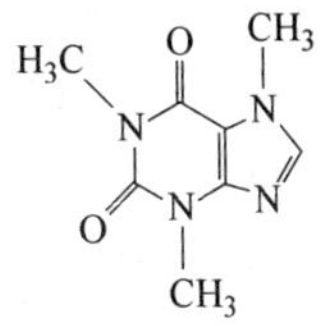　　　　　　　咖啡碱

（3）立体效应 生物碱大多是稠环化合物，其分子的立体结构对碱性有一定的影响。而且氮原子附近取代基的构型、构象等立体因素更直接影响生物碱的碱性。如果氮原子周围有空间位阻，使氮原子吸引质子的能力减弱，则生物碱的碱性降低。如莨菪碱和东莨菪碱，它们的基本结构相同，只是取代基有差别，莨菪碱的碱性却比东莨菪碱的碱性强。虽然莨菪碱为叔胺碱，但氮原子的空间位置易于吸引质子，又加以氮原子所连接的甲基的斥电子效应，氮原子上的电子云密度增大，使莨菪碱呈现了较强的碱性。东莨菪碱的结构比莨菪碱多一个三元氧环，由于三元氧环的存在，产生了一定的空间位阻，使氮原子吸引质子的能力减弱，东莨菪碱的碱性也随之减弱。

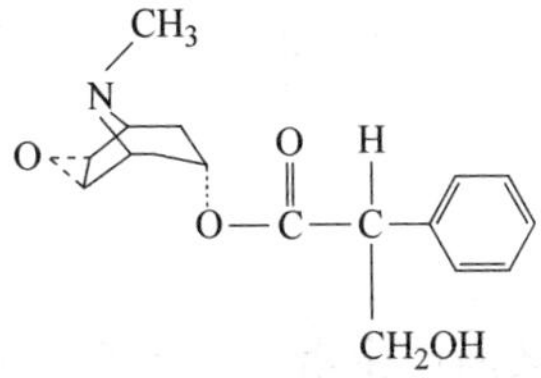

东莨菪碱 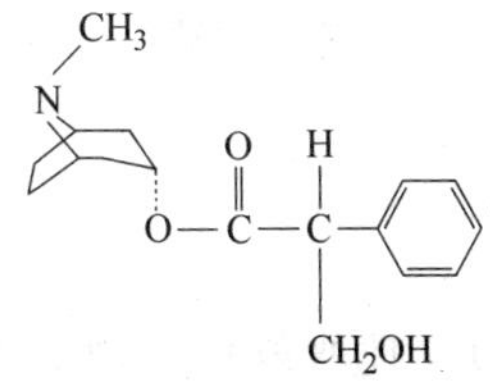　　　　　　　　　　　莨菪碱

（4）氮原子的结合形式 一般季铵碱碱性最强，叔胺碱、仲胺碱次之，伯胺碱碱性较弱。季铵碱因其结构与铵离子（NH_4^+）相似，其中 4 个氢原子被 4 个有机基团（烃基）所取代，形成 $[R_4N]^+OH^-$ 的结构形式，能解离出 OH^-，所以碱性最强。

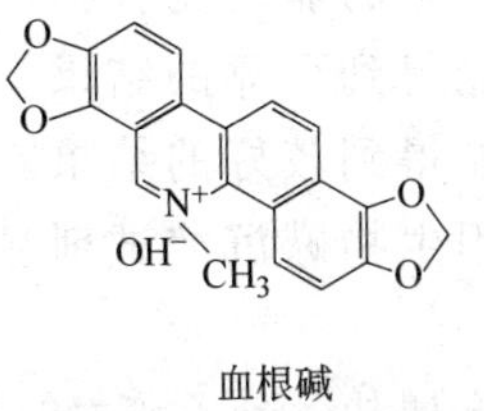

血根碱 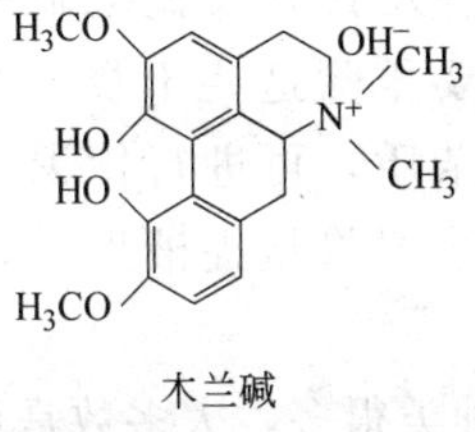　　　　　　　　　木兰碱

有些生物碱的分子结构中，除有碱性氮原子外，还带有酚羟基或羧基等酸性基团。这类

生物碱称为酸碱两性生物碱，如药根碱、槟榔次碱。

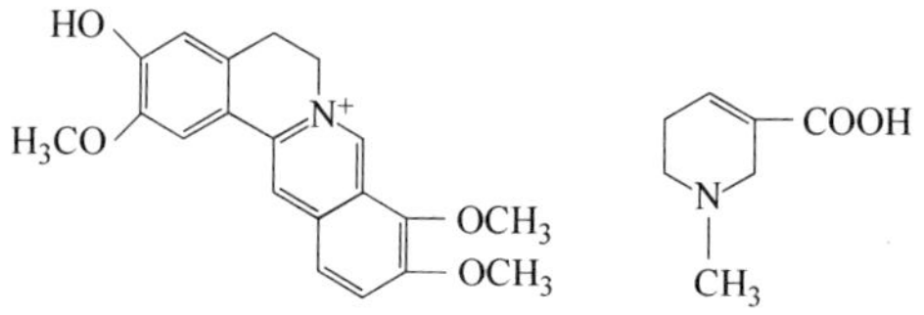

药根碱   槟榔次碱

在分析生物碱的碱性强弱时，要注意到生物碱的结构复杂，能以多种方式影响它的碱性，多数情况下有两种或两种以上因素在起作用，需要结合具体情况进行分析。

4. 溶解性

大多数生物碱一般不溶或难溶于水和碱水溶液，可溶于三氯甲烷、苯、乙醚、丙酮、乙醇等有机溶剂。季铵碱因离子化程度较高，亲水性较强，其游离时也可溶于水，而不溶或难溶于苯、三氯甲烷、乙醚等有机溶剂。

生物碱盐一般易溶于水，难溶于苯、三氯甲烷、乙醚等有机溶剂。但甲醇、乙醇对生物碱或生物碱盐的溶解度均较大。

与生物碱成盐的酸种类不同，生成的盐在水中的溶解度也不同。一般无机酸盐在水中的溶解度大于有机酸盐的溶解度，无机酸盐中含氧酸盐在水中的溶解度大于非含氧酸盐。小分子有机酸盐在水中的溶解度大于大分子有机酸盐。也有少数生物碱盐在水中不溶解，而溶于三氯甲烷，如盐酸奎宁。

生物碱盐的水溶液加碱至碱性又能析出游离的生物碱，碱性极弱的生物碱和酸生成的盐不稳定，它的酸性水溶液用三氯甲烷提取时，生物碱可转溶于三氯甲烷而被分离。

酸碱两性的生物碱既可溶于酸水，也可溶于碱水；含内酯环的生物碱，遇碱可开环成盐而溶于水。

第四节　生物碱的初步鉴定

一、沉淀反应

大多数生物碱可与一种或数种生物碱沉淀试剂产生沉淀，此反应通常在酸性水溶液中进行。利用生物碱沉淀反应，可以预示中药中是否含有生物碱，再进行生物碱提取时可用于检查生物碱是否提取完全及生物碱的精制。有时可根据所产生沉淀的颜色和形状，做生物碱的鉴定。

生物碱的沉淀反应会受到一些其他因素的影响，如中药酸水提取液中的蛋白质、氨基酸、糖、鞣质、某些苷及具有共轭羰基和含酯的非氮化合物，也能与生物碱的沉淀试剂产生沉淀反应。往往要排除这些干扰，才能得到可靠的结果。一般是将生物碱的粗提液进行精制纯化，除去杂质，再进行检识才能得到较好的结果。也可用薄层色谱和纸色谱方法，用适当的展开溶剂将粗提液展开，用生物碱沉淀试剂显色，观察有无生物碱的色斑。

生物碱沉淀试剂的种类很多，大多数是重金属盐、分子较大的盐或某些酸类试剂。常用的生物碱沉淀试剂见表 3-2。

表 3-2 常用的生物碱沉淀试剂

试剂名称	试剂主要组成	与生物碱反应产物
碘化铋钾试剂	$BiI_3 \cdot KI$	多生成红棕色沉淀($B \cdot BiI_3 \cdot HI$)
碘-碘化钾试剂	$KI\text{-}I_2$	多生成褐色或棕色沉淀($B \cdot I_2 \cdot HI$)
碘化汞钾试剂	$HgI_2 \cdot 2KI$	生成类白色沉淀($B \cdot HgI_2 \cdot 2HI$)。若加过量试剂，沉淀又被溶解
苦味酸		
雷氏铵盐试剂	$NH_4^+[Cr(NH_3)_2(SCN)_4]^-$	生成难溶性复盐 $BH^+[Cr(NH_3)_2(SCN_4)]^-$，往往有一定晶形、熔点(或分解点)

注：B 为生物碱

二、显色反应

生物碱可与一些试剂反应生成不同颜色的产物，这些能与生物碱产生颜色反应的试剂称为生物碱显色试剂。生物碱显色试剂种类很多，其主要用于检识生物碱。检识时使用的样品必须有较高的纯度。常用的生物碱显色试剂见表 3-3。

表 3-3 常用的生物碱显色试剂

试剂名称	与生物碱显色举例
1%钒酸铵的浓硫酸溶液	士的宁为紫色；马钱子碱为血红色；奎宁为淡橙色；吗啡为棕色
1%钼酸钠的浓硫酸溶液	吗啡开始为紫色，渐变为棕绿色；秋水仙碱为黄色；小檗碱为棕绿色；阿托品、士的宁为无色；利血平开始为黄色，约2min后转为蓝色；可待因为黄色。要注意的是本试剂与蛋白质也能反应
甲醛-浓硫酸溶液	咖啡碱为无色；可待因为蓝色；吗啡为紫色
硝酸-浓硫酸溶液	乌头碱为紫色；小檗碱为橄榄绿色；秋水仙碱为蓝色

三、色谱鉴定

1. 薄层色谱

应根据生物碱的性质选择合适的吸附剂和展开剂。

（1）硅胶薄层色谱　当采用硅胶薄层色谱进行层析时，因硅胶是微酸性吸附剂，当生物碱薄层色谱 R_f 值小或拖尾时，要获得满意的分离效果，可采用以下方法使生物碱在碱性条件下进行层析：

① 用 0.1～0.5mol/L 的氢氧化钠溶液代替水进行硅胶湿法铺板；

② 用碱性溶剂系统作为展开剂，如含二乙胺的展开剂；

③ 在色谱展开槽中放一个盛有氨水的小皿，使生物碱的薄层色谱在碱性环境中进行。

色谱展开后，具有颜色或荧光的生物碱，可直接在可见光或紫外灯下观察斑点。不能直接观察到颜色的常用改良碘化铋钾试剂显色，此试剂与大多数生物碱反应显橘红色。在展开剂或固定相中，若有常温下较难挥发的碱或甲酰胺，在喷显色剂之前，必须先将层板置于60～120℃条件下除去难挥发碱或甲酰胺。还可用碘铂酸（H_2PtI_6）试剂、三氯化锑试剂、硫酸铈的硫酸（或磷酸）溶液作显色剂，使不同生物碱产生不同的颜色。

（2）氧化铝薄层色谱　氧化铝也是常用的吸附剂，由于氧化铝稍显碱性，吸附性又强，故适合分离亲脂性较强的生物碱。用氧化铝作吸附剂时，可用中性展开剂。对于结构十分相近的生物碱，当用吸附层析分离效果不理想时，可考虑用甲酰胺为固定相的分配薄层色谱，此时要用甲酰胺饱和了的中性亲脂性有机溶剂为展开剂。

2. 纸色谱法

生物碱的纸色谱，主要是以水为固定相的纸色谱。当生物碱以离子状态层析时，需要极性较大且保持一定酸性的流动相。常用的流动相有正丁醇-冰醋酸-水（4∶1∶5），有时也可用盐酸代替冰醋酸；另一种方法是预先把滤纸用一定 pH 值的缓冲液处理，再用极性较小的流动相为展开剂，或用多缓冲纸层析的方法，均能得到较好分离效果。当生物碱以分子状态进行层析时，流动相以偏碱性的、亲脂性较强的展开系统为好，在实际应用中将甲酰胺代替水作为固定相，以亲脂性溶剂，如苯、三氯甲烷或乙酸乙酯等（事先都用甲酰胺饱和）作移动相，可得到满意的分离效果。纸色谱的显色试剂与薄层色谱相同，但不能用含硫酸的试剂。

第五节　生物碱的提取、分离

一、生物碱的提取

将生物碱从生物体内提取出来，并将随同提出的其他各种成分除去的方法为生物碱的提取。从中药中提取生物碱时，既要考虑到生物碱的性质也要考虑到它们在中药中的存在形式，以便能更好地选择提取溶剂和方法。生物碱的结构不同，其碱性不同，它们在中药中的存在形式不同。碱性较强的生物碱大多以有机酸盐的形式存在，少数以无机酸盐的形式存在。与生物碱结合的有机酸常见的有苹果酸、酒石酸等，也有一些特殊的酸，如罂粟酸和乌头酸。碱性较弱的生物碱不宜或不能与酸结合成稳定的盐，大多以游离的形式存在。也有一些生物碱能与糖结合以苷的形式存在。就生物碱本身性质而言有脂溶性的、水溶性的，除个别具有挥发性的生物碱可用水蒸气蒸馏法进行提取外，大多数生物碱用溶剂提取法进行提取。

1. 水和酸水提取法

根据生物碱的盐易溶于水和酸水，难溶于低极性有机溶剂的性质进行提取。一般用水或 0.5%～1% 的酸水进行提取。常用的酸有硫酸、盐酸、醋酸、酒石酸等。常用的酸水提取方法有渗漉法、冷浸法，很少进行加热。

酸水提取可将药材中包括水溶性生物碱在内的全部生物碱都提取出来，操作简便，成本低。但提取液易发霉变质，且提取液体积较大，浓缩费事，提取液中水溶性杂质较多，如含有皂苷、蛋白质、糖类、鞣质、水溶性色素等，造成生物碱纯化困难。

2. 亲水性有机溶剂提取法

利用甲醇、乙醇分子较小，易透入药材组织中，溶解生物碱盐和游离生物碱，且提取液易浓缩的性质进行提取。提取时常用不同浓度的乙醇或酸性乙醇加热进行提取，也可用渗漉法、冷浸法。

乙醇提取液中水溶性杂质较少，但脂溶性杂质较多，如树脂、脂溶性色素等。

3. 亲脂性有机溶剂提取法

利用游离的生物碱易溶于亲脂性有机溶剂的性质进行提取。为了使药材中的生物碱盐全部转化为游离的生物碱，一般用 10% 氨水、碳酸钠或石灰乳等湿润药材，再用有机溶剂进行提取。一些弱碱性的生物碱或中性的生物碱，以游离的形式存在于药材中，提取前只要用水湿润即可。本法所用的提取溶剂对成分的选择性较高，因此提取液中杂质较少，产品纯度较高，但本法操作复杂，成本高，溶剂毒性较大、易燃。

4. 提取液的处理

用各种溶剂提得的生物碱提取液，都含有亲水性或亲脂性杂质，必须进一步处理，使其与生物碱分离，才能得到较纯的生物碱。常用的方法有沉淀法、离子交换法等。

（1）沉淀法

① 利用游离生物碱难溶于水的性质，在生物碱的酸水提取液中加入氨水、碳酸钠或石灰乳等碱性水溶液使提取液变成碱性，生物碱由盐变成游离的生物碱而沉淀析出，而水溶性杂质仍留在溶液中，过滤可除掉杂质。如在防己的酸水提取液中，加入石灰乳调 pH＝9，防己生物碱由盐变成游离碱而沉淀析出，过滤即可除掉杂质。

② 利用生成难溶性生物碱盐的性质，在生物碱酸水提取液中加入某些酸，使一些生物碱转化成难溶性的盐而沉淀出来。如在三颗针的硫酸提取液中加入盐酸，使硫酸小檗碱转化为盐酸小檗碱而沉淀析出。

③ 利用盐析而沉淀，在提取液中加入一定量的氯化钠、硫酸钠等无机盐，使溶液达到饱和状态，生物碱在溶液中的溶解度降低而沉淀析出。如在工业上由三颗针提取小檗碱就是在提取液中加入氯化钠或硫酸铵盐析，使成分析出。

④ 季铵碱等水溶性的生物碱，常利用雷氏铵盐进行沉淀。

（2）**离子交换树脂法**　利用生物碱盐在水中能解离成生物碱阳离子的性质，将生物碱的酸水提取液通过阳离子交换树脂柱，生物碱的阳离子与树脂上的阳离子进行交换而吸附在树脂上，其他不能产生阳离子的杂质可随溶液流出而除去。然后取出树脂，用碱溶液碱化使生物碱游离。再用有机溶剂进行洗脱，回收溶剂可得总游离生物碱。如果直接用稀酸水溶液进行洗脱，洗脱液浓缩后，可得总生物碱盐。

生物碱的离子交换过程如下：

$$R^-H^+ + [B \cdot H]^+Cl^- \longrightarrow R^-[B \cdot H]^+ + HCl$$

阳离子交换树脂　生物碱盐酸盐

$$R^-[B \cdot H]^+ + NH_3 \cdot H_2O \longrightarrow R^-NH_4^+ + B + H_2O$$

$$或　R^-[B \cdot H]^+ + HCl \longrightarrow R^-H^+ + [B \cdot H]^+Cl^-$$

由于生物碱分子较大，所以采用低交联度（1％～4％）的强酸性树脂较为适宜，粒度为16～50 目。

二、生物碱的精制

生物碱的提取液经过上述处理，大量杂质已被除去，但溶液中仍含有少量的杂质，需要进一步的精制才能得到较纯的生物碱。利用生物碱盐和游离生物碱溶解性的不同进行精制。即在生物碱盐转化成游离生物碱的过程中除水溶性杂质，在游离生物碱转化成生物碱盐的过程中除脂溶性杂质。常用的方法是将总生物碱溶于酸水溶液，过滤除去脂溶性的杂质，在滤液中加碱碱化，使生物碱游离，并用三氯甲烷等有机溶剂进行萃取，生物碱转溶于有机溶剂中而水溶性杂质留在水溶液中。将有机溶剂蒸干得生物碱，再将生物碱溶于酸水，重复上述操作数次，可得较高纯度的生物碱。

三、生物碱的分离

1. 利用生物碱及其盐溶解度的不同进行分离

① 利用生物碱在同一溶剂中溶解度的不同进行分离。如防己中的粉防己碱和防己诺林碱是利用其在同一溶剂苯中溶解性的不同进行分离的。在总碱中加入一定量的苯，冷浸 1h

过滤，粉防己碱在冷苯中溶解，存在于溶液中，防己诺林碱不溶于冷苯留在滤纸上。

②利用生物碱在不同溶剂中溶解度的不同进行分离。常将生物碱溶于易溶的溶剂中，再向溶液中滴加难溶的溶剂使溶解度低的生物碱沉淀析出。如从苦参总碱中分离氧化苦参碱，就是将苦参总碱溶于三氯甲烷溶液中，然后向溶液中滴加 10 倍的乙醚，氧化苦参碱不溶于乙醚而沉淀析出，其他生物碱仍留在溶液中。

③利用生物碱盐溶解度的不同进行分离。利用生物碱与不同的酸生成的盐在不同的溶剂中溶解度的不同进行分离。如麻黄中麻黄碱和伪麻黄碱的分离，就是将总碱溶解在草酸溶液中，减压浓缩到适当的体积，放冷后草酸麻黄碱结晶析出，而草酸伪麻黄碱仍留在溶液中。

2. 利用生物碱碱性的不同进行分离

生物碱结构不同，碱性大小不同，可用 pH 梯度萃取法进行分离。一是将生物碱溶于有机溶剂，用由弱到强的不同酸性的缓冲溶液依次进行萃取，生物碱依碱性由强到弱依次被萃取出来。将各部分酸水液分别进行碱化，用有机溶剂进行萃取，回收溶剂可得各生物碱。二是将生物碱溶于酸水溶液，加不同碱度的碱，调节溶液的 pH 值，使其由低到高，生物碱依碱性由弱到强依次被分离。每调一次 pH 值用有机溶剂萃取一次，回收溶剂可得各生物碱。

3. 利用生物碱结构中特殊功能基团的性质进行分离

利用生物碱结构中含有的特殊功能基团如酚羟基、羧基等酸性基团，内酯及酰胺结构的化学特性进行分离。结构中具有酚羟基、羧基的生物碱是酸碱两性生物碱，其中酚羟基、羧基显酸性，可用氢氧化钠、碳酸钠等碱水溶液溶解而和其他生物碱分离。如阿片中酚性生物碱吗啡与非酚性生物碱可待因的分离。将总碱溶于三氯甲烷等有机溶剂，加入 2% 的氢氧化钠水溶液进行萃取，吗啡因含有酚羟基而转溶于碱水溶液，可待因因无酚羟基而留在有机溶剂中。

含有内酯或酰胺结构的生物碱，可利用加氢氧化钠加热开环生成钠盐而溶于水，加酸又环合成原生物碱而沉淀析出的性质进行分离。如苦参中苦参碱与槐果碱的分离，在总碱中加 5% 氢氧化钾醇溶液加热回流，苦参碱分子中的酰胺键可被水解，开环成盐而溶解，在溶液中加醋酐 100℃ 加热，成分可环合成原生物碱而析出。槐果碱结构稳定不开环不溶于碱性醇溶液，借此可进行分离。

4. 利用色谱法进行分离

用上述方法不能达到完全分离目的时，往往采用柱色谱方法进行分离。通常采用氧化铝或硅胶吸附柱色谱方法，以含氨水、二乙胺的溶液或苯、乙醚、三氯甲烷等溶液进行洗脱，分批收集洗脱液，由薄层色谱进行检查，合并相同的成分。对于组分较多的总生物碱，分离时一次色谱很难将成分完全分离，需要反复层析才能达到分离的目的。在吸附色谱中，极性较大的生物碱吸附性强，后被洗脱；极性较小的生物碱吸附性小，先被洗脱。如从长春花中提得的游离总生物碱中，长春碱和长春新碱的分离，是将总碱溶于苯-三氯甲烷（1∶2）中，通过氧化铝吸附柱，用苯-三氯甲烷（1∶2 或 1∶3）进行洗脱。因长春碱极性较小，先被洗脱。长春新碱后被洗脱。分批收集洗脱液，进一步处理，可得上两种生物碱的单体。

当用吸附色谱法分离生物碱效果不好时，可用分配色谱法进行分离。也可使用高效液相色谱法进行分离。高效液相色谱法使生物碱的分离工作向微量、准确、快速的方向推进，使过去不能分离的混合生物碱得以分离。此外结构相似的生物碱，也可用逆流分配法（逆流分布法）进行分离。气相色谱法、凝胶过滤色谱等分离方法也经常用于生物碱的分离。

总之生物碱单体的分离，很难用一种或两种方法得到较好的分离效果，特别是共存的生物碱数目较多、结构近似时，往往需要用多种方法才能得到单体成分。

第六节 生物碱实例

一、三颗针中的生物碱

三颗针是小檗科的植物。在我国分布很广，资源十分丰富，其中以西南和西北地区蕴藏量最多。国内有小檗属植物近 200 种，其中可供药用的有 50 多种。北方常用细叶小檗和大叶小檗，南方常用刺黄连。三颗针具有清热去火的作用，因此常用做黄连和黄柏的代用品。

1. 结构与性质

三颗针中主要含有小檗碱（又称黄连素），含量一般为 1％～2％；小檗胺，含量一般为 1％～2％，另外还含有少量的药根碱和掌叶防己碱。结构如下：

小檗碱　　　　　　　　　　　　　　　小檗胺

（1）小檗碱　小檗碱为异喹啉类生物碱，在植物体内以季铵碱的形式存在。游离的小檗碱为黄色针状结晶（水或乙醇），含有 5.5 分子结晶水，在 100℃干燥后可失去 3 分子结晶水转为棕黄色，加热到 110℃颜色加深，变为暗色。熔点 145℃，至 160℃分解。能溶于冷水（1∶20）或冷乙醇（1∶100），易溶于热水（1∶8）和热乙醇（1∶12），难溶于苯、三氯甲烷、丙酮、乙醚，几乎不溶于石油醚。其盐类大多在冷水中的溶解度比相应的游离碱的小，如盐酸盐（1∶500）、酸性硫酸盐（1∶100）、枸橼酸盐（1∶125）、硫酸盐（1∶30）。但在热水中均较易溶解。盐酸小檗碱含 4 分子结晶水，市场上销售的盐酸小檗碱为 4 水合物与无水物的混合物。在 60℃干燥可失去部分结晶水，220℃分解生成红棕色的小檗红碱。因此在制备盐酸小檗碱的过程中，要注意温度不宜过高，一般不超过 80℃。

小檗碱为一种常用的广谱抗菌药，主要用于菌痢、胃肠炎、痈肿等细菌性感染。现也广泛用于消化性溃疡、糖尿病、高血压、心律失常等症。

（2）小檗胺　小檗胺属叔胺类生物碱，为白色结晶。极难溶于水，可溶于甲醇、乙醇、三氯甲烷、乙醚及石油醚。其硫酸盐和盐酸盐易溶于水而难溶于有机溶剂。因分子结构中含有一个酚羟基，因此可溶于碱水溶液。

小檗胺可治疗各种原因引起的白细胞减少症，现已制成升高白细胞的新药用于临床。

（3）药根碱和掌叶防己碱（巴马丁）　药根碱和掌叶防己碱也属于异喹啉类生物碱。药根碱的碘酸盐为红黄色针状结晶，熔点 208～210℃。盐酸掌叶防己碱为黄色针状结晶，熔点为 198～201℃（分解）。但它们的盐酸盐在水中的溶解度比盐酸小檗碱的大，可利用此性质进行分离。药根碱的结构中含有一个酚羟基，属酸碱两性生物碱，可溶于氢氧化钠溶液而与掌叶防己碱分离。

2. 检识

（1）丙酮试验　取盐酸小檗碱少许，加水加热溶解，加氢氧化钠进行碱化使溶液呈碱性，再加丙酮数滴，放置一定时间，小檗碱能与丙酮结合成黄色的小檗碱沉淀。

（2）漂白粉试验　小檗碱的酸性水溶液与漂白粉或氯水反应，使溶液呈现樱红色。

（3）浓硝酸试验 小檗碱的水溶液可与硝酸反应生成黄绿色硝酸小檗碱沉淀。

（4）色谱检识

① 小檗碱、小檗胺、药根碱、掌叶防己碱的检识。

吸附剂：硅胶 G。

展开剂：乙酸异戊酯-甲酸-乙醇（7：2：7）。

显色剂：先观察荧光斑点，再喷改良碘化铋钾试剂。

R_f 值：小檗碱（盐酸盐）0.52，小檗胺 0.022，药根碱（盐酸盐）0.48，掌叶防己碱（盐酸盐）0.41。

② 盐酸小檗碱与盐酸掌叶防己碱的检识。

吸附剂：硅胶 G 薄层。

展开剂：正丁醇-冰醋酸-水（7：1：2）。

显色：紫外灯（365nm）下观察荧光。

3. 提取与分离

【提取流程】

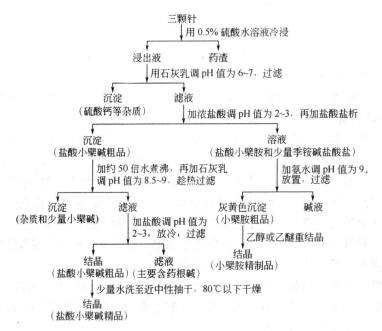

【流程说明】 本流程利用小檗碱的盐酸盐难溶于水，而小檗碱和小檗胺的硫酸盐在水中的溶解度大的性质，用硫酸进行提取。然后加石灰乳沉淀溶液中的黏液质等杂质同时降低溶液的黏性。再加浓盐酸使小檗碱和小檗胺的硫酸盐转化为盐酸盐，同时利用盐析方法使盐酸小檗碱等季铵碱沉淀析出。因小檗胺为叔胺碱，其盐酸盐在水中的溶解度较大而留在溶液中，达到了分离的目的。含有盐酸小檗胺的滤液用氨水调 pH 值为 9 进行碱化，使盐酸小檗胺转化为游离小檗胺，游离小檗胺不溶于水而沉淀析出。调 pH 值时碱度不宜过高，因小檗胺中含有一个酚羟基可与碱反应成盐而溶于水中。小檗碱和小檗胺的粗品分别进行精制得精制品。

二、颠茄中的生物碱

颠茄生物碱是指存在于茄科植物洋金花、莨菪叶、颠茄叶、曼陀罗、天仙子、山莨菪等药材中的一类生物碱。主要包括莨菪碱、东莨菪碱、山莨菪碱、樟柳碱等。这类生物碱常称为托品烷类生物碱、颠茄类生物碱。

1. 结构与性质

颠茄生物碱是由氨基醇与有机酸结合而成的酯类化合物，均属于具有强烈的生理活性的抗胆碱药物。此类生物碱的分子中都有叔氮原子结合在环内，呈碱性，东莨菪碱、樟柳碱的分子结构中 6 位、7 位有氧环，对氮原子上的孤对电子产生空间位阻，使其吸引氢质子的能力减弱，因此碱性较弱。山莨菪碱结构中 6 位有羟基，对氮原子也可产生空间位阻，但比含氧环的位阻小，因此碱性比东莨菪碱、樟柳碱强。莨菪碱的结构中无空间位阻，碱性最强。结构式如下：

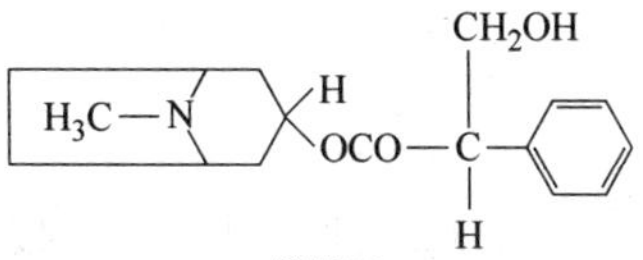

莨菪碱 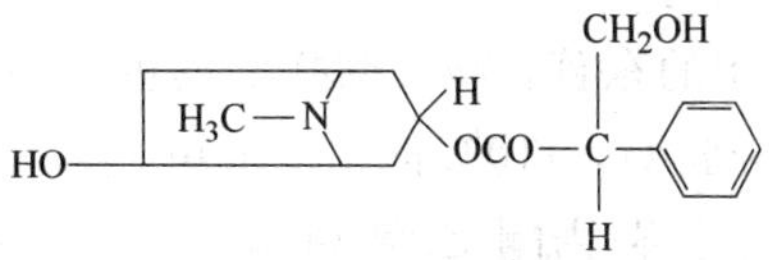　　　　　　　　　　　山莨菪碱

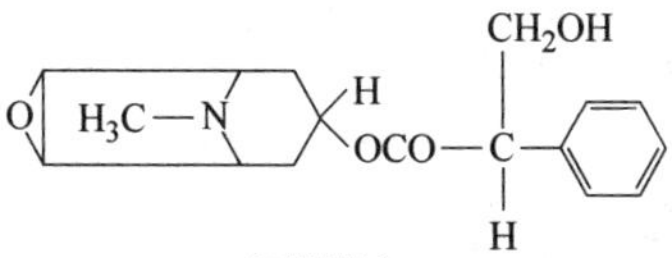

东莨菪碱 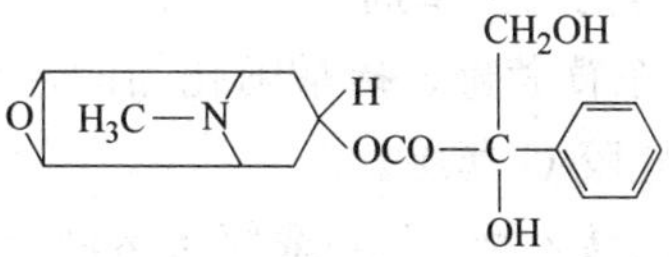　　　　　　　　　　樟柳碱

（1）莨菪碱　为白色针状结晶，熔点为 108.5℃，可溶于乙醇、三氯甲烷、乙醚、苯及四氯化碳，难溶于水。

（2）阿托品　是莨菪碱的消旋体，不存在于植物中，是在提取过程中由莨菪碱消旋化产生的。临床上主要用于解痉、镇痛。游离阿托品为长柱状结晶，熔点 114～116℃（丙酮），难溶于冷水，略溶于乙醚，可溶于四氯化碳、苯、热水，易溶于乙醇、三氯甲烷。常作药用的硫酸阿托品为白色结晶性粉末，熔点为 190～196℃，易溶于水及乙醇，难溶于三氯甲烷、乙醚、丙酮等有机溶剂。

（3）山莨菪碱　为针状结晶，熔点为 162～164℃。因分子中比莨菪碱多一个羟基，极性增强，故能溶于水、乙醇，难溶于四氯化碳等极性较弱的有机溶剂。

（4）东莨菪碱、樟柳碱　东莨菪碱为黏稠性液体，能溶于水，易溶于热水、乙醇、乙醚、丙酮、三氯甲烷，难溶于苯、四氯化碳、石油醚。东莨菪碱、樟柳碱常用的盐为氢溴酸盐，东莨菪碱的氢溴酸盐为白色结晶或呈颗粒状，樟柳碱的氢溴酸盐为白色块状结晶。均易溶于水及乙醇，不宜溶于三氯甲烷等有机溶剂。

2. 检识

（1）与生物碱沉淀试剂反应　本类生物碱能与多数生物碱沉淀试剂产生沉淀。其酸水液与碘-碘化钾试剂反应，产生结晶性沉淀，置显微镜下观察呈暗紫色飞鸟状；与碘化铋钾试剂反应，产生橙色沉淀。

（2）氯化汞试剂反应　阿托品与氯化汞的乙醇液反应，生成黄色沉淀，加热后转为红色。东莨菪碱碱性比阿托品的碱性弱，无此反应，但可与氯化汞反应生成白色的分子复合物沉淀。

（3）硝基醌化反应　莨菪碱、东莨菪碱和山莨菪碱用发烟硝酸处理，其分子结构中的莨菪酸部分硝基化，生成三硝基衍生物，此衍生物再与碱性乙醇溶液反应，转变为紫色醌式结构。开始为深紫色，接着转为暗红色，最后颜色消失。

（4）过碘酸-乙酰丙酮缩合反应 樟柳碱的分子结构中有羟基莨菪酸形成的邻位双羟基结构，可被过碘酸氧化，生成甲醛，甲醛可与乙酰丙酮和醋酸铵溶液在加热情况下缩合，产生二乙酰基二甲基双氢吡啶而显黄色。

（5）色谱检识

① 东莨菪碱、莨菪碱、山莨菪碱、樟柳碱的色谱检识。

吸附剂：中性氧化铝，不含黏合剂，活度Ⅱ～Ⅲ级，200目。

展开剂：二甲苯-丙酮-无水乙醇-二乙胺（50：40：10：0.6）。

显色剂：改良碘化铋钾试剂，碘-碘化钾试剂（1：1）。

R_f值：东莨菪碱0.72（棕色）、莨菪碱0.50（紫棕色）、山莨菪碱0.22（灰紫色）、樟柳碱0.08（棕色）。

② 曼陀罗中的东莨菪碱、阿托品的色谱检识。

吸附剂：硅胶G，110℃活化30min。

展开剂：①甲苯-丙酮-乙醇-氨水（4：5：0.6：0.4）；②三氯甲烷-二乙胺（9：1）。

显色剂：碘化铋钾试剂。

③ 氢溴酸东莨菪碱、硫酸阿托品的色谱检识。

吸附剂：硅胶G薄层。

展开剂：乙酸乙酯-甲醇-浓氨水溶液（17：2：1）。

显色剂：改良碘化铋钾试剂。

3. 提取与分离

从颠茄中提取莨菪碱并转为阿托品。

【提取流程】

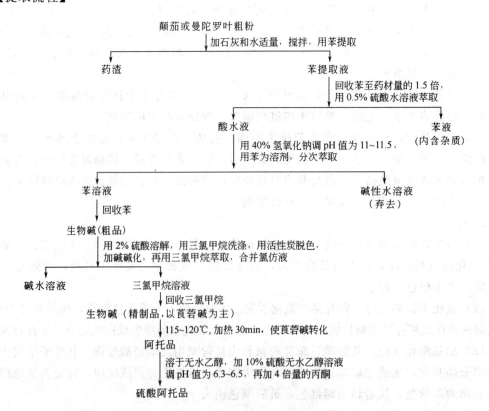

【流程说明】 本流程是利用游离生物碱易溶于有机溶剂，难溶于水的性质。首先将原料进行碱化，使原料中的生物碱呈游离状态，再用有机溶剂苯进行提取。然后用硫酸水溶液、苯、三氯甲烷等反复进行萃取，除去脂溶性和水溶性杂质，用活性炭除去色素，得到以莨菪碱为主的生物碱精制品。再在115～120℃的条件下进行加热，使莨菪碱消旋化，得阿托品。加入硫酸与阿托品生成硫酸阿托品。因硫酸阿托品难溶于丙酮，因此加入4倍量的丙酮，使硫酸阿托品从溶液中沉淀析出。

三、粉防己中的生物碱

防己又名汉防己、粉防己、倒地拱、石蟾酥。为防己科千金藤属植物粉防己的干燥根。味苦辛、性寒。能祛风湿、利水消肿、行气止痛，临床上用于治疗神经痛、关节炎、肿痛等症。

1. 结构与性质

防己中的有效成分为生物碱。已分离出6种，它们的含量为1.5%～2.3%，主要成分为粉防己碱（汉防己甲素），含量最高为1%～2%，其次是防己诺林碱（汉防己乙素），约为0.5%，轮环藤酚碱0.2%。可将粉防己碱和防己诺林碱进行碘甲烷反应，得碘化二甲基的衍生物，成为具有肌肉松弛作用的汉肌松。

粉防己碱和防己诺林碱属双苄基异喹啉类生物碱，轮环藤酚碱属于原小檗碱型的季铵碱。结构如下：

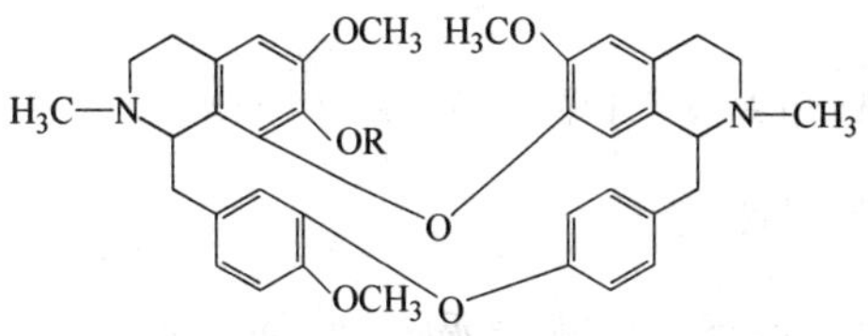

粉防己碱：R=CH₃
防己诺林碱：R=H

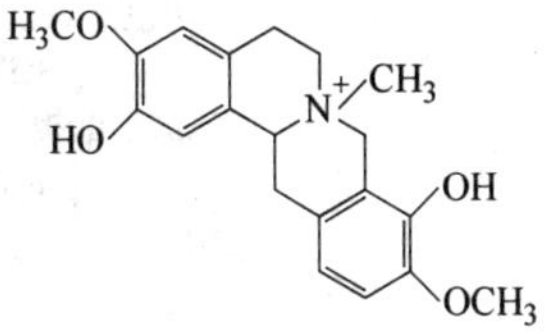

轮环藤酚碱

（1）粉防己碱 粉防己碱又称粉防己碱甲素，为白色针状结晶或结晶性粉末，无臭、味苦，熔点217～218℃（乙醚）。从丙酮中结晶出来的粉防己碱具有双熔点，126～127℃熔融，153℃固化，217～218℃再熔融。易溶于甲醇、乙醇、丙酮、乙醚、三氯甲烷和冷苯，溶于稀酸水溶液，不溶于水、石油醚。

（2）防己诺林碱 防己诺林碱又称粉防己碱乙素，从不同的溶剂中结晶出来的防己诺林碱，其结晶形状及熔点不同，如从甲醇或乙醇中结晶出来的为细棒状结晶，熔点为238～240℃。从丙酮中结晶出来的结晶为六面体或粉状，熔点为134～136℃。防己诺林碱和粉防己碱的结构基本相似，只是防己诺林碱结构中异喹啉环上的7位取代基是酚羟基，而粉防己碱的7位为甲氧基。因此两者的亲脂性不同，防己诺林碱难溶于冷苯。可利用此性质分离粉防己碱和防己诺林碱。

（3）轮环藤酚碱 属水溶性的季铵碱，氯化物的水合物为正八面体，在甲醇、乙醇中再结晶，转为针状结晶。熔点214℃（氯化物）。可溶于水、乙醇、三氯甲烷，难溶于苯、乙醚等低极性有机溶剂。

（4）汉肌松 为白色鳞片状结晶或结晶性粉末，无臭，味苦。熔点261.5℃（分解），能溶于甲醇，微溶于水、乙醇、丙酮，不溶于乙醚、三氯甲烷等低极性有机溶剂。易吸潮，见光易变色,在乙醇中放置不稳定。

2. 色谱检识

(1) 中性氧化铝薄层

展开剂:95%乙醇。

显色剂:改良碘化铋钾试剂。

R_f 值:粉防己碱 0.95、防己诺林碱 0.80、轮环藤酚碱 0.30。

(2) 硅胶 CMC 薄层

展开剂:甲醇-氨水(7:1)。

显色剂:改良碘化铋钾试剂。

R_f 值:粉防己碱 0.75、防己诺林碱 0.69、轮环藤酚碱 0.33。

3. 提取与分离

粉防己碱的提取　用乙醇作提取溶剂,提取工艺流程如下。

【提取流程】

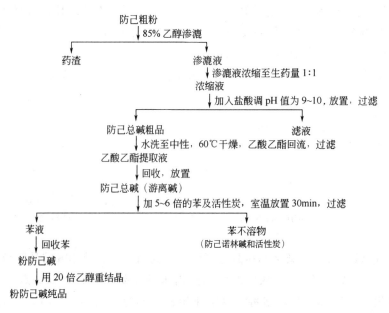

【流程说明】　本流程利用粉防己碱和防己诺林碱可溶于亲水性有机溶剂的性质,用乙醇渗漉提取。渗漉液经浓缩、碱化、精制等步骤,得游离的总生物碱。利用粉防己碱和防己诺林碱在冷苯中的溶解度的不同,将两者分离。

四、苦参中的生物碱

苦参是豆科槐属植物苦参的根。具有利尿除湿、健胃涩肠作用,用于治疗痢疾、黄疸,并能驱虫。

苦参主要含有生物碱,其中主要是氧化苦参碱。另含羟基苦参碱、N-甲基金雀花碱、安那吉碱、巴普叶碱和去氢苦参碱等。

1. 结构和性质

苦参中所含的主要生物碱都属于喹喏里西啶类衍生物,除 N-甲基金雀花碱外(可以认为是安那吉碱的裂环衍生物)都是由两个喹喏里西啶环并合而成。根据并合部位不同,可分为苦参碱类和安那吉碱类。这两类生物碱中都有 2 个氮原子，一个是叔胺氮；一个是酰胺氮。苦参碱、氧化苦参碱和羟基苦参碱的 N16 和 C15 内酰胺结构可被皂化生成羧酸衍生物，氧化后易脱水环合转为原来的结构。如苦参碱被碱水解生成苦参酸钾，后者酸化后又环合为苦参碱。

苦参碱　　　　　　　氧化苦参碱

具有相似结构的去氢苦参碱，因有 α、β 不饱和（$\Delta^{13,14}$）内酰胺结构，增强了酰胺键的稳定性，不易和氢氧化钾乙醇溶液生成钾盐。安那吉碱、N-甲基金雀花碱及巴普叶碱都是芳香性的内酰胺碱，稳定性大，也不易成钾盐，可以利用这一性质将它们和苦参碱等分离。

苦参碱和氧化苦参碱是苦参中的 2 个主要生物碱。苦参碱有 4 种形态，α 型、β 型、δ 型为结晶体，它们的熔点分别是 76℃、87℃、84℃；γ 型为液体，沸点是 223℃/0.79kPa。在这 4 种形态中常见的是 α 型苦参碱，为针状或柱状结晶，可溶于水、苯、三氯甲烷、乙醚、二硫化碳，微溶于石油醚。氧化苦参碱无水物的熔点 207～208℃（分解），有强吸水性，水溶液呈强碱性，含 1 分子结晶水的氧化苦参碱的熔点 77～78℃。氧化苦参碱的水溶性大于苦参碱，难溶于乙醚。

2. 提取分离

下面介绍一种主要生物碱的提取分离方法，即用强酸型阳离子交换树脂提出总生物碱，再用色谱法分离个别生物碱。

（1）总生物碱的提取　取苦参粗粉用 0.1% HCl 溶液渗漉，将渗漉液通过强酸型离子交换树脂（交换度 8%）柱，用蒸馏水洗至洗出溶液无色。将树脂由柱中倒入搪瓷盘中晾干，用 10% 氨水适量，搅拌均匀以碱化树脂。碱化后的树脂置索氏提取器中，用三氯甲烷回流提取至提尽生物碱。三氯甲烷提取液用无水硫酸钠干燥后回收三氯甲烷，得到糖浆状的粗生物碱。将此粗生物碱以丙酮结晶并反复重结晶。即可得到以氧化苦参碱为主的结晶性总生物碱。

（2）主要生物碱的分离　氧化苦参碱在乙醚中溶解度小，借此和生物碱分离，醚溶性生物碱则用氧化铝柱色谱法分离。

将混合生物碱再进行氯化铝柱色谱，苯、苯-乙醚、甲醇-乙醚等溶液顺次洗脱。在苯部分中先后得到苦参碱、羟基苦参碱、安那吉碱、N-甲基金雀花碱参碱；在苯-乙醚（20%～50%）洗脱部分中先后得到 N-甲基金雀花碱参碱、羟基苦参碱；在甲醇-乙醚（10∶1）洗脱部分先后得到巴普叶碱及少量氧化苦参碱。

五、马钱子中的生物碱

马钱子为马钱科植物马钱的干燥成熟种子，我国云南产马钱子系皮氏马钱，味极苦，有剧毒。有效成分是生物碱士的宁（或称番木鳖碱）和马钱子碱。前者的硝酸盐作药用，能兴奋中枢神经，疗效与一叶萩碱相似而较强，但毒性极大。马钱子碱的药理作用与士的宁相似，作用的强度比士的宁弱，毒性也大，一般多用作分析化学的试剂。

1. 结构与性质

士的宁为单斜柱晶，味极苦，熔点 268～290℃，随加热速度而定。1g 士的宁能溶于

6400ml 水、3100ml 沸水、150ml 乙醇、35ml 沸乙醇、5ml 三氯甲烷或 180ml 苯中。有极强烈的毒性。分子中虽有 2 个氮原子，但有 1 个氮原子呈酰胺结合状态，几乎没有碱性。供药用的硝酸士的宁是无色无臭的针状结晶或白色结晶性粉末，1g 能溶解于 42ml 水、10ml 沸水、150ml 乙醇、80ml 温乙醇（60℃）或 105ml 三氯甲烷中。

士的宁

马钱子碱是针状结晶，熔点 178℃，味极苦，有强毒性，一般性质与士的宁相似，但在各种溶液中的溶解度均比士的宁大。1g 马钱子碱能溶于 1320ml 水、750ml 沸水、约 100ml 苯、5ml 三氯甲烷、1.3ml 乙醇或 0.8ml 甲醇中，马钱子碱与硫酸结合成盐容易从水中结晶析出，而士的宁与盐酸结合成盐也容易从水中结晶析出，这些性质是由马钱子中提取分离士的宁和马钱子碱的依据。

2. 检识

① 浓硫酸和重铬酸钾对马钱子碱不能产生与士的宁相似的颜色，但马钱子碱和浓硝酸接触则显深红色，与士的宁明显区别，加入氯化亚锡溶液即由红色转为紫色。

② 取本品干燥种子的胚乳部分作切片，加 1%钒酸铵的硫酸溶液 1 滴，胚乳即显紫色；另取胚乳切片，加发烟硝酸 1 滴，即显橙红色。

③ 取本品粉末 0.5g，加三氯甲烷-乙醇（10:1）混合液 5ml 与浓氨试液 0.5ml，密塞，振摇 5min，放置 2h，滤过，滤液作为供试品溶液。另取士的宁和马钱子碱对照品，加三氯甲烷制成每 1ml 各含 2mg 的溶液，作为对照品溶液。照薄层色谱法（《中华人民共和国药典》2010 年版附录）试验，吸取上述两种溶液各 10μl，分别点于同一硅胶 G 薄层板上，以甲苯-丙酮-乙醇-浓氨试液（4:5:0.6:0.4）为展开剂，展开，取出，晾干，喷以稀碘化铋钾试液。供试品色谱中，在与对照品色谱相应的位置上，显相同颜色的斑点。

3. 提取分离

(1) 总生物碱的提取 马钱子药材粗粉加 1/10 量石灰水湿润、拌匀，加苯回流。苯提取液常压浓缩，加苯液量 1/10 的 6% HCl 液，会有少量白色沉淀析出，为盐酸士的宁粗品。苯溶液中继续加入 HCl 提取多次，酸溶液加 CHCl₃ 及氨液碱化至 pH 值为 12，充分振摇。CHCl₃ 溶液蒸干得胶状总生物碱。

(2) 总生物碱的分离 总生物碱经化学分析，若士的宁和马钱子碱的含量相差不大时，则使混合物在水溶液中转为硫酸盐，重结晶后晶体为硫酸马钱子碱，精制并转为游离型马钱子碱。

若士的宁含量超过马钱子碱时，则将总碱加 7 倍量水加热近沸，加 HCl 至微酸性，重结晶后晶体为盐酸士的宁，与前面得到的沉淀合并，精制并转为硝酸士的宁。结晶后的母液碱化，使混合生物碱转为硫酸盐，重结晶后晶体为硫酸马钱子碱，精制并转为游离型马钱子碱。

六、乌头中的生物碱

乌头为毛茛科植物乌头的干燥母根，是我国常用中药之一。传统中药用的乌头主要是川乌，它的子根称作附子，常用以强心与止痛。我国在 17 世纪从乌头中提炼出砂糖样毒物，就是现代的乌头碱。

1. 结构与性质

乌头生物碱属于四环或五环二萜类衍生物，可以分别为 C_{20} 骨架与 C_{19} 骨架两类。C_{20} 骨架生物碱类含有相对较简单和毒性较小的胺醇，这类生物碱可分为维替碱型（D 环为五元环）和阿替生型（D 环为六元环）两类。C_{19} 骨架生物碱类大多为剧毒的酯，又分为异叶乌头碱型和牛扁碱型，在牛扁碱型生物碱中，又根据是否含氧基团而分为牛扁碱型和乌头碱型两种，前者 C_{17} 有含氧基取代，而后者则无。

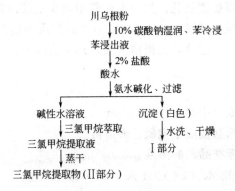

乌头碱

乌头生物碱以乌头碱型和牛扁碱型为主，它们的结构特点是具有较多的取代基，C_1、C_8、C_{14}、C_{16}、C_{18} 常有含氧基团取代，以羟基、甲氧基为多，也有羰基、次甲二氧基、环氧醚基等。乌头碱型的生物碱中，C_{14}、C_8 的羟基常和乙酸或苯甲酸结合形成双酯型生物碱，如乌头碱、新乌头碱，它们具有麻辣味，亲脂性强，毒性大，它们是乌头毒性的主要成分。这些双酯型生物碱因水解除去酯基生成醇胺型生物碱后则无毒性，如乌头的水溶液在 100℃时加热，可除去 1 分子乙酸生成乌头次碱，再继续加热至 160～170℃（需加压），苯甲酸酯键水解，生成乌头原碱。乌头次碱及乌头原碱的亲水性较强、毒性小。

2. 检识

由于双酯类生物碱的毒性剧烈，在乌头、附子或含乌头、附子的中药方剂、中成药中，对剧毒的双酯类生物碱的限量检出有实际意义。常用的色谱检识方法，有薄层色谱及多缓冲纸色谱。乌头生物碱的薄层色谱，可用氧化铝或硅胶作吸附剂，中性或含碱的溶剂为展开剂，以改良碘化铋钾试剂显色。

多缓冲纸色谱可以用来快速地鉴别双酯类生物碱和醇胺类生物碱。当用苯-正己烷（1：1）为移动相时，双酯类生物碱在 pH 值为 3 的缓冲带停留，而醇胺类生物碱却停留在原点，借此达到微量检出目的。

3. 提取与分离

【提取流程】

<pre>
                        川乌根粉
                          │ 10% 碳酸钠湿润、苯冷浸
                        苯浸出液
                          │ 2% 盐酸
                        酸水
                          │ 氨水碱化、过滤
        ┌─────────────────┴─────────────────┐
      碱性水溶液   沉淀（白色）
        │ 三氯甲烷萃取   │ 水洗、干燥
    三氯甲烷提取液   Ⅰ 部分
        │ 蒸干
  三氯甲烷提取物（Ⅱ部分）
</pre>

【流程说明】取Ⅰ部分溶于 2% HCl 中，过滤后用 CHCl₃ 提取，合并 CHCl₃ 提取液，干燥后蒸去溶剂，残渣用稀盐酸溶解，加 NH₃·H₂O 碱化，以乙醚萃取，乙醚萃取液回收溶剂至适量，析出结晶，上述 CHCl₃ 提取后的酸液用 NH₃·H₂O 碱化并用乙醚萃取得糖浆状物。Ⅱ部分同样操作分得结晶及糖浆状物。由两部分所得结晶，用氧化铝色谱法，以乙醚洗脱得塔拉乌头胺。

第七节　实　　　训

一、盐酸小檗碱的提取、精制与检识

（一）目的要求

① 掌握小檗碱的特殊理化性质及提取精制方法。

② 熟悉盐酸小檗碱的检识方法。

③ 能运用渗漉法、盐析法、结晶法从三颗针中提取、精制盐酸小檗碱。

（二）操作原理

根据硫酸小檗碱在水中的溶解度大，而盐酸小檗碱在水中的溶解度小的性质，用硫酸水溶液浸泡或渗漉从植物原料中提取小檗碱，然后在进行盐析的同时，使小檗碱的硫酸盐转化为盐酸盐，小檗碱的盐酸盐在水中的溶解度低而沉淀析出。

（三）操作方法

1. 小檗碱的提取

称取三颗针粗粉 100g，置于 1000ml 烧杯中，加 8 倍量的 0.3% 硫酸水溶液浸泡 24h（也可用渗漉法），用脱脂棉过滤。滤液加石灰乳调 pH 值为 10～12，静置 30min，用脱脂棉过滤，滤液加浓盐酸调 pH 值为 2～3，再加入精制食盐，使滤液中的含盐量达 7%～8%，搅拌使食盐完全溶解，并继续搅拌到溶液出现微浊现象为止，放置过夜，得盐酸小檗碱黄色沉淀。抽滤得盐酸小檗碱粗品。

2. 盐酸小檗碱的精制

将盐酸小檗碱（未干燥）置于烧杯中，加 20 倍量的沸水，加热搅拌至溶解，并继续加热数分钟，趁热过滤。滤液放置过夜，抽滤，用少量水洗数次，抽干，干燥后可得精制盐酸小檗碱。

3. 盐酸小檗碱的检识

（1）浓硝酸或漂白粉试验　取盐酸小檗碱少许，加硫酸溶解，分置于两支试管中。一支试管中滴加浓硝酸 2 滴，即显樱红色。另一支试管中加少量漂白粉，也立即显樱红色。

（2）丙酮试验　取盐酸小檗碱约 50mg，加 5ml 蒸馏水加热溶解。溶解后加氢氧化钠试剂 2 滴，显橙色。溶液放冷，过滤，去澄清滤液，加 4 滴丙酮，即发生混浊。放置后析出黄色丙酮小檗碱沉淀。

（3）纸色谱检识

支持剂：新华层析滤纸（中速、20cm×7cm）。

供试品：实验所得的精制盐酸小檗碱乙醇溶液。

对照品：盐酸小檗碱标准品乙醇溶液。

展开剂：正丁醇-冰醋酸-水（4∶1∶1 或 7∶1∶2）。

显色剂：紫外灯下观察荧光或自然光下观察黄色斑点。

（四）操作说明及注意事项

① 提取时所用硫酸溶液的浓度不宜过高，一般应控制在 0.2%～0.3%。若硫酸水溶液的浓度过高，小檗碱可成为硫酸氢小檗碱，其溶解度（1∶100）明显比硫酸小檗碱（1∶30）小，而影响提取效果。提取效果的好坏与浸泡时间有关。一般应浸泡多次，使小檗碱提取完全。

② 加精制食盐的目的是利用盐析方法降低小檗碱在水中的溶解度。因同离子效应而利于盐酸小檗碱析出，但食盐的用量不可过多，其浓度不能超过 10%。否则溶液的相对密度增大，造成细小的盐酸小檗碱结晶呈悬浮状态难以下沉。盐析用的食盐应是市售的精制细盐，尽量不用大颗粒的粗盐，因粗盐中含泥沙等杂质，使产品质量差并影响提取。

③ 在精制盐酸小檗碱过程中，因盐酸小檗碱放冷易析出结晶，所以加热煮沸后，应迅速抽滤或保温过滤，防止溶液在过滤过程中冷却，析出盐酸小檗碱结晶，使过滤困难并造成提取率降低。

二、防己中粉防己碱与防己诺林碱的提取、分离与检识

（一）目的要求

① 熟悉生物碱的一般溶剂回流提取法。

② 掌握粉防己碱与防己诺林碱的分离方法。

③ 掌握生物碱的一般理化性质与检识方法。

（二）操作原理

根据粉防己碱和防己诺林碱可溶于一般有机溶剂的性质，用乙醇为溶剂进行加热回流提取总生物碱。在利用粉防己碱和防己诺林碱在冷苯中溶解度的不同，使之相互分离。

（三）操作方法

1. 总生物碱的提取

乙醇回流提取法。称取粉防己粗粉 100g，置于 500ml 圆底烧瓶中，加 85% 乙醇 300ml，安装好回流装置，在水浴上回流 1～2h，滤出乙醇提取液。药渣再加乙醇 200ml，加热回流提取 2 次，每次 1h，合并 3 次提取液。如有絮状物析出，再过滤一次。滤液置于 500ml 蒸馏烧瓶（支管烧瓶）中，加入几粒沸石，水浴上回收乙醇至无醇味。浓缩液用 1% HCl 少量多次转移到 300ml 烧杯中，继续滴加盐酸（大约共 100ml）搅拌使生物碱充分溶解，不溶物则成树脂状析出。静置，过滤，滤渣用 1% HCl 少量分次洗涤，每次约 10ml，直至洗涤液对生物碱沉淀试剂反应微弱时止。合并滤液和洗液，静置片刻，过滤一次，将所得滤液移置于 500ml 分液漏斗中，先加 1/2 体积（指上述滤液的体积）的三氯甲烷，再滴加浓氨水调节 pH 值为 9～10，此时生物碱以游离状态溶解于三氯甲烷。振摇分液漏斗做两相溶剂萃取，振摇后将分液漏斗静置，待两相溶剂明显分层后，将下层的三氯甲烷液放入具塞的锥形瓶中。上层的碱水液再以新鲜三氯甲烷萃取数次，每次用 1/3 体积的三氯甲烷，直至三氯甲烷层对生物碱反应微弱时为止。合并三氯甲烷液，置于分液漏斗中，先以 1% NaOH 溶液振摇洗涤 2 次，再用蒸馏水振摇洗涤 2～3 次，分出三氯甲烷液，加入 10～20g 无水硫酸钠，密塞容器振摇 1min，静置 10min 脱去三氯甲烷溶液中的水分。过滤到干燥的蒸馏烧瓶中，加几粒沸石，水浴上蒸馏回收三氯甲烷至干，并将残留物减压抽松。取下烧瓶，立即加入 10～15ml 丙酮，加热溶解残留物。待完全溶解后用长滴管吸取瓶内液体，转移入 25ml 小锥

形瓶中，瓶内的残留物可用少量丙酮洗涤 2～3 次，洗液合并入小锥形瓶中，小心滴加蒸馏水至微浊，稍微加热使溶液澄清。放冷后置冰箱中过夜析晶。置空气中干燥得防己总生物碱。

2. 总生物碱的分离

在上述 25ml 锥形瓶中加入结晶量 5～6 倍的苯冷浸，浸渍过程中时时振摇，浸渍 1h 后过滤，并用少量苯洗涤不溶解部分，合并苯液，在毒气橱中，用水浴将苯回收，残渣用丙酮重结晶，冰箱中放置过夜析晶，得细棒状结晶为粉防己碱。

苯不溶物在毒气橱中干燥后，用丙酮重结晶，得淡黄色六面体粒状结晶，为防己诺林碱。

3. 防己生物碱的检识

（1）与生物碱沉淀试剂的反应 分别取粉防己碱和防己诺林碱少许，各分别置于 4 支小试管中，每一试管中加 10% 盐酸 1ml，振摇溶解，加蒸馏水 3ml 稀释，分别加下列试剂 1～2 滴，观察并记录各管产生的沉淀颜色及现象。

① 碘化铋钾试剂。

② 碘化汞钾试剂。

③ 碘-碘化钾试剂。

④ 苦味酸试剂（试液应为中性）。

（2）色谱检识

吸附剂：中性氧化铝软板。

样品：自制粉防己碱无水乙醇溶液；自制防己诺林碱无水乙醇溶液。

对照品：粉防己碱标准品无水乙醇溶液；防己诺林碱标准品无水乙醇溶液。

展开剂：三氯甲烷-乙醇（10：1 或 10：0.7）氨气饱和；甲苯-丙酮-甲醇（4：5：1）氨气饱和；三氯甲烷-丙酮-甲醇（4：5：1）氨气饱和；95% 乙醇。

显色剂：改良碘化铋钾试剂。

（四）操作说明及注意事项

① 乙醇提取液进行浓缩时，浓缩到浓缩液呈稀浸膏状即可，不宜过干，否则加入 1% 盐酸水溶液后，易结成胶状团块，影响提取效果。

② 做两相溶剂萃取操作时，注意不要猛力振摇，以免产生乳化现象影响分层，应将分液漏斗轻轻旋转摇动，并适当延长振摇时间和静置时间。如果发生严重的乳化现象难以分层时，可用以下方法解决：a. 轻轻将分液漏斗在水平面上左右旋转或摇动，利用离心作用使两液层逐渐分离；b. 加入中性盐（如氯化钠）使溶液饱和，利用盐析作用使两液层分离；c. 将乳化层分出，在水浴上温热一定时间可达到分离两液层的作用；d. 将乳化层分出，在离心机上以 2000r/min 速度进行离心分离。

③ 在进行两相溶剂萃取时，应力求萃取完全，提尽生物碱，防止生物碱丢失过多而影响产率。

④ 检查生物碱是否萃取完全的方法，通常采用纸上斑点实验方法，即取最后一次三氯甲烷萃取液 1～2 滴，滴在滤纸上，待三氯甲烷挥尽之后，喷洒改良碘化铋钾试剂，观察有无红棕色斑点出现，若无红棕色斑点，表明已萃取完全。或将最后一次有机溶剂萃取液数滴滴入试管，在水浴上蒸去溶剂，残留物用 5% 盐酸 0.5ml 溶解，加碘化铋钾试剂 1～2 滴，观察有无沉淀或混浊现象，若无沉淀或明显混浊现象，则表明生物碱已萃取完全。

思 考 题

1. 生物碱的含义。
2. 生物碱在酸碱性上呈现哪种性质？为什么？从哪几方面进行比较？
3. 常用的生物碱沉淀试剂有哪几种？生物碱沉淀反应的条件及注意事项有哪些？
4. 常用的生物碱显色试剂有哪几种？
5. 常用的生物碱的提取方法及分离方法有哪几种？

（赵 晶）

第四章 苷类化合物

第一节 概 述

一、苷类的含义与结构分类

（一）苷类的含义

苷类是糖或糖的衍生物与另一非糖物质通过糖的端基碳原子连接而成的一类化合物，又称配糖体。苷中的非糖部分称为苷元。

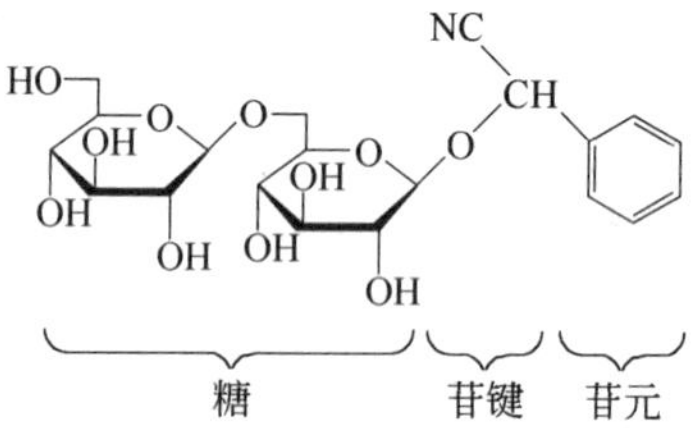

苦杏仁苷

在自然界中，由于各种类型的天然成分均可以和糖结合成苷，因此，苷类的分布广泛，化合物很多，是普遍存在的天然产物，尤以高等植物分布最多。苷的共性在糖的部分，但由于苷元的结构类型不同，各种结构类型的苷类在植物中的分布情况亦不一样。如黄酮苷在近200个科的植物中都有分布；强心苷主要分布于玄参科、夹竹桃科等 10 多个科。

苷类可分布于植物的各个部位，如人参的根、根茎、茎、叶、花、种子均含有三萜皂苷。但不同的植物、不同的成分，又有相对的分布重点，如三七以根和根茎的皂苷含量最高，黄花夹竹桃以种子中强心苷的含量最高。对多数中草药而言，根及根茎往往是苷类分布的一个重要部位。

（二）苷类的结构分类

苷元与糖之间的化学键称为苷键。糖的端基碳与苷元之间的原子称为苷键原子。

根据在自然界存在的形式可分为原生苷、次生苷；所连接的糖分子的多少分为单糖苷、双糖苷等；又可因所接糖链的位置不同可分为单糖链苷、双糖链苷等。

苷类结构中最常见的单糖是 D-葡萄糖，此外还有 L-阿拉伯糖、D-木糖、D-半乳糖、L-鼠李糖、D-果糖、D-葡萄糖醛酸以及 D-半乳糖醛酸等。还有一些比较少见的单糖，如强心苷中的 D-洋地黄毒糖等。

常见的苷元有黄酮类化合物、蒽醌类化合物、香豆素类化合物、环烯醚萜类化合物、皂苷元、强心苷元等。

1. 氧苷（O-苷）

指由糖的端基碳原子上的羟基与苷元上的酚羟基或醇羟基脱水结合成的一类苷。因苷元不同可分为若干类，如醇苷、吲哚苷、氰苷等。

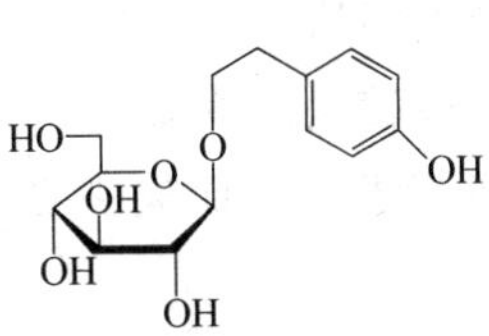

红景天苷 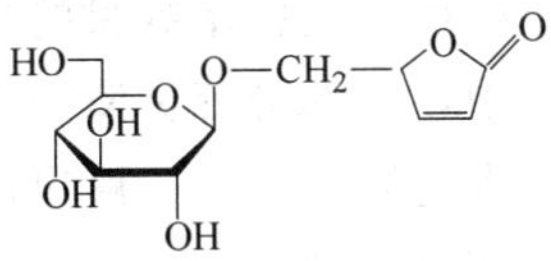　　　　　毛茛苷

2. 硫苷（S-苷）

硫苷指含巯基（—SH）的苷元与糖脱水结合而成的苷，苷键原子为硫，如黑芥子苷。

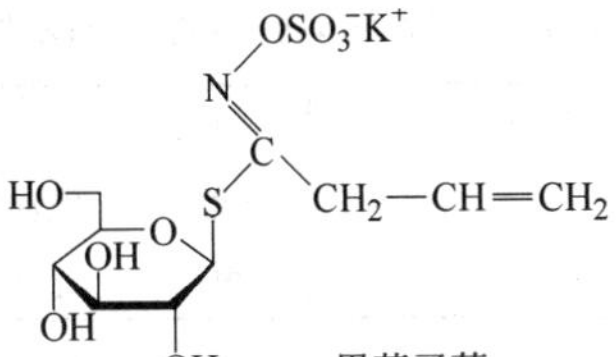

黑芥子苷

3. 氮苷（N-苷）

糖上端基碳与苷元氮原子相连的苷称氮苷。这类苷在生物化学领域中是重要的物质，如腺苷。中药材巴豆中的巴豆苷亦属此类。

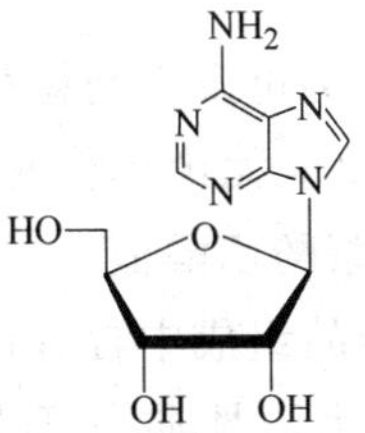

腺苷 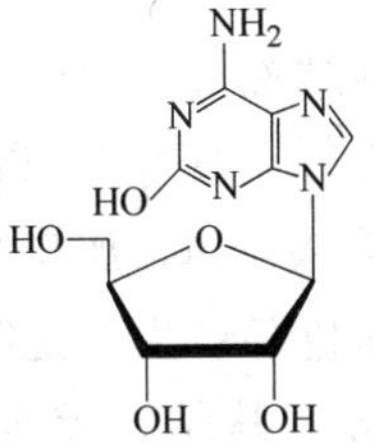　　　　　巴豆苷

4. 碳苷（C-苷）

碳苷是一类糖基直接连在苷元碳原子上的苷类，常与氧苷共存。

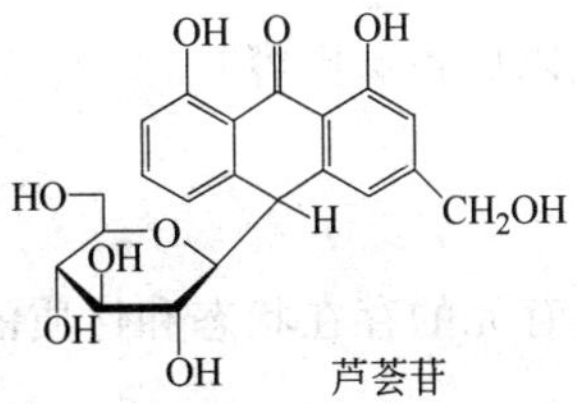

芦荟苷

二、苷类的通性

1. 苷类的性状

苷类均为固体，其中糖基少的苷类可能形成具有完好晶形的结晶，含糖基多的苷多是具有吸湿性的无定形粉末。苷类是否有颜色、气味取决于苷元部分。有些苷类对黏膜有刺激作用，如皂苷、强心苷等。

2. 苷类的旋光性

苷类具有旋光性，多数苷呈左旋。苷类水解后所生成的糖呈右旋。

3. 苷类的溶解性

苷类的溶解性与苷元和糖的结构均有关系。一般而言，苷元是弱亲水性物质而糖是亲水性物质，所以，苷类分子的极性随糖基数目的增加而增大。

在各类中药化学成分中，大部分苷类属于极性较大的物质，在甲醇、乙醇、含水戊醇等极性大的有机溶剂中有较大的溶解度，一般也能溶于水。而失去糖基后的苷元则极性下降，一般只能溶于极性较小的有机溶剂中。

4. 苷类的水解性

苷键在稀酸或酶的作用下，苷键可发生断裂，水解成为苷元和糖。

苷类酸水解和酶水解的条件、反应产物均不同（表 4-1）。

表 4-1 苷类化合物在不同条件下的水解情况表

项目	酸水解	酶水解	项目	酸水解	酶水解
适用范围	广泛性	专属性	机理	能使所有的苷键断裂	只能使 D-葡萄糖脱落
反应条件	剧烈	温和	产物	苷元、单糖	次生苷、D-葡萄糖

注：在自然界中只要有一种苷存在，必有相应的一种酶存在，此种酶只对此类苷有水解作用，且酶是一种蛋白质，反应条件过于强烈会破坏酶的活性。

三、苷类的初步鉴定

1. 苷类的化学鉴定

苷类的共性在于都含有糖基部分，因此，苷类可发生与糖相同的显色反应，大多数反应需先水解成为游离糖后才能进行。只有 Molish 反应无论是苷或糖都有阳性反应。

Molish 反应：取样品提取液 1ml，加 5‰ α-萘酚乙醇液 1～3 滴，摇匀后沿试管壁缓缓加入浓硫酸，若在两液面间有紫色环产生，说明样品组成中含有糖或苷。

苷类化合物中的苷元部分，其结构差异很大，性质各不相同，具体内容请参见以后各章。

2. 苷类的色谱鉴定

苷类色谱鉴定的共性在于糖的鉴定，常用纸色谱，以水为固定相，以部分亲水性有机溶剂作移动相。

苷元部分的色谱鉴定也请参照以后各章内容。

四、苷类的提取

由于中药中原生苷、次生苷、苷元的存在状态和性质的不同，故无相同的提取方法，需根据欲提苷的性质来考虑。

1. 原生苷的提取

在植物体中苷类往往是与能水解苷的酶共存，因此在提取原生苷时必须设法破坏或抑制酶的活性，以免原生苷被酶解。常用的方法是采用甲醇、乙醇或沸水提取，即杀酶保苷。

2. 次生苷的提取

如欲提取次生苷，则需保留酶，保持适当温度、湿度，使其先酶解产生次生苷（一般工业上称发酵），然后用较高浓度的乙醇或乙酸乙酯提取。

3. 苷元的提取

苷元的提取，要选择适当的水解方法除掉糖基，但同时又要尽量不破坏苷元的结构，以达到最高的提取率，苷元多属脂溶性成分，可用极性小的溶剂提取。

第二节 氰苷、硫苷、吲哚苷

1. 氰苷

氰苷是氰醇衍生物分子中的羟基与糖缩合而成的苷。分子中含有氰基（—C≡N），水解后生成苷元（α-羟腈）很不稳定，立即分解成醛（酮）并放出氢氰酸。故含这类成分的中药有一定毒性，常存在于毛茛科、蔷薇科植物的种子内，如苦杏仁、桃仁、枇杷仁、亚麻仁中均含此类成分。

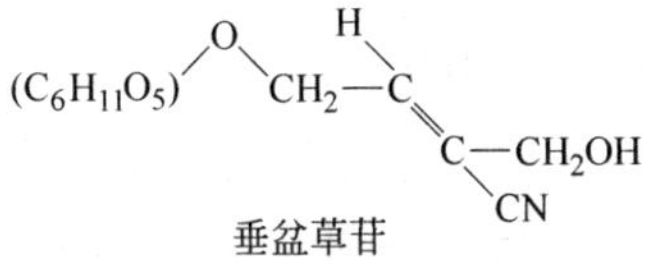

垂盆草苷

2. 硫苷

硫苷指含巯基（—SH）的苷元与糖结合而成的苷，但水解后的苷元并不含有巯基，而多为异硫氰酸的酯类，一般都有特殊的气味，自然界中含硫苷不多，主要存在于十字花科植物如白芥子、黑芥子、萝卜根等。

3. 吲哚苷

吲哚苷是指由羟基吲哚与糖结合的苷。如蓼科植物蓼蓝中特有的靛苷，就是一种吲哚苷。十字花科植物菘蓝的根（板蓝根）和叶（大青叶）、爵床科植物马蓝等亦含有此类成分。

吲哚苷苷元羟基吲哚本身无色，但易氧化生成靛蓝，为暗蓝色，过去民间用作染料，外涂治腮腺炎，有抗病毒作用。具有清热解毒、凉血作用的中药青黛就是粗制靛蓝。

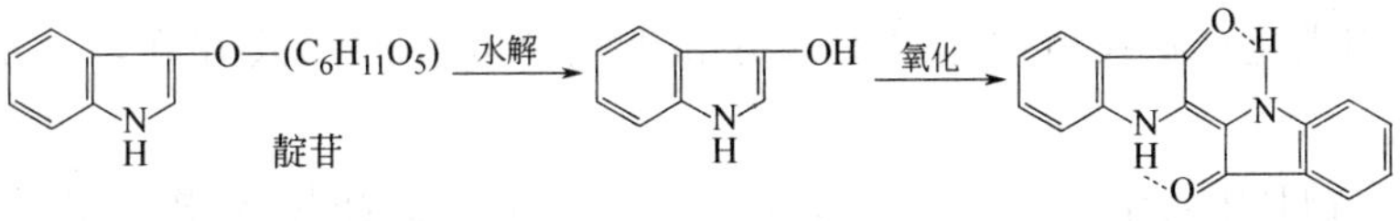

靛苷 →水解→ →氧化→ 靛蓝

思 考 题

1. 解释下列名词含义：苷、苷元、苷键、原生苷、次生苷。
2. 苷类化合物的溶解度有什么共性？
3. 苷类化合物的水解方法有几种？各有何特性？
4. 苷类化合物常用的提取方法有哪几种？操作时需注意什么？

（谢曼丽）

第五章　黄酮类化合物

第一节　概　述

黄酮类化合物是广泛存在于自然界中的一大类化合物。其名称缘于这类化合物大多数呈黄色或淡黄色，且分子中多含有酮基故被称为黄酮类化合物。

黄酮类化合物以前的概念主要是指基本母核为 2-苯基色原酮的一系列化合物。现在则是泛指 2 个苯环（A 与 B 环）通过 3 个碳原子相互联结而成的一系列化合物。其基本碳架为：

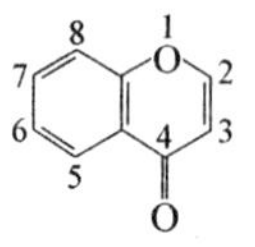

色原酮 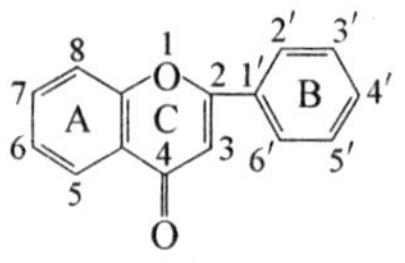　　　　2-苯基色原酮（黄酮） 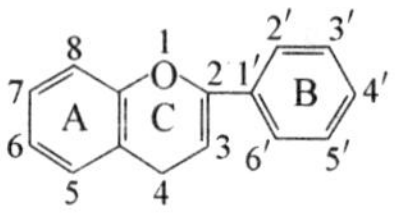　　　　6C-3C-6C

黄酮类化合物广泛分布于植物界中，而且生理活性多种多样，引起国内外的广泛重视，研究进展很快。据统计，截止到 1993 年，黄酮类化合物的总数已超过 4000 个。它们广泛存在于高等植物的被子植物中；在裸子植物中也有存在，尤其是松柏科、银杏科等植物中。黄酮类化合物在植物体内大部分和糖结合成苷的形式存在，一部分以游离形式存在。

黄酮类化合物是中药中一类重要的有效成分，如葛根总黄酮提取物、银杏叶总黄酮提取物等具有扩张冠状血管作用，临床可用于治疗冠心病；槐米中的黄酮苷类化合物芦丁能降低毛细血管脆性和异常通透性，临床上用作高血压的辅助药及毛细血管脆性引起出血的止血药；又如具有较强保肝作用，临床上用于治疗急性、慢性肝炎，肝硬化等病的水飞蓟中的二氢黄酮类化合物的水飞蓟素；黄芩中的黄酮类化合物黄苷具有抗菌作用，临床上用于上呼吸道感染、急性扁桃体炎、急性咽炎、肺炎及痢疾等疾病的治疗。

第二节　黄酮类化合物的结构

1. 黄酮类的基本结构

黄酮类化合物的基本结构为：6C-3C-6C 或 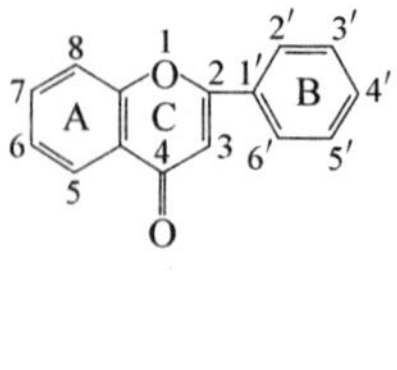 ，即 2-苯基色原酮。

2. 黄酮类的结构类型

根据 C 环上的三碳链的氧化程度及 B 环（苯基）连接位置（2 位或 3 位）以及三碳链是否构成环状等特点，可将主要黄酮类化合物进行分类，如表 5-1 所示。

表 5-1　黄酮类化合物苷元的主要结构类型

名　称	基本母核	举　例
黄酮类	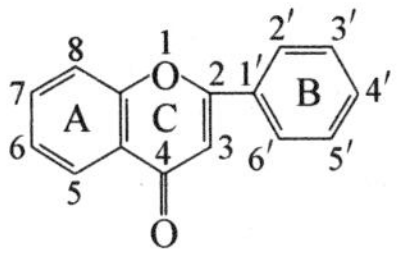	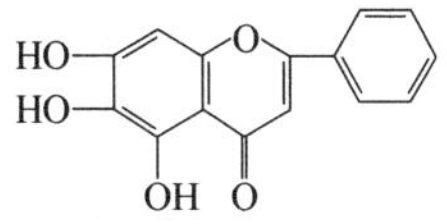 黄芩素
黄酮醇类	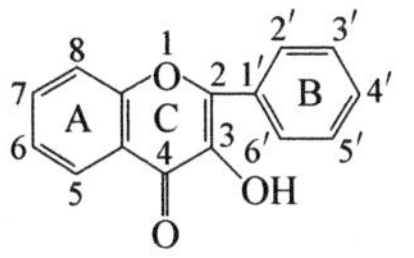	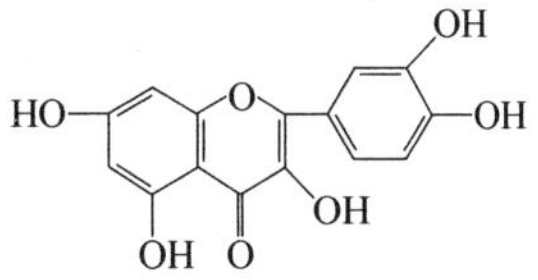 槲皮素
二氢黄酮类	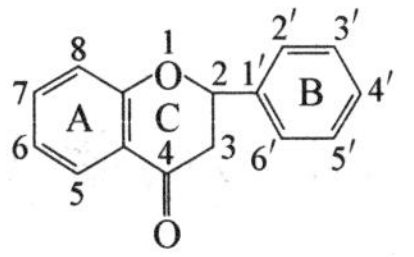	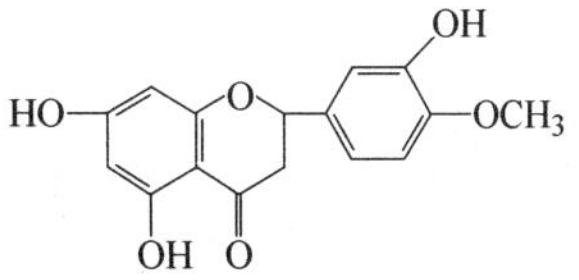 橙皮素
二氢黄酮醇类	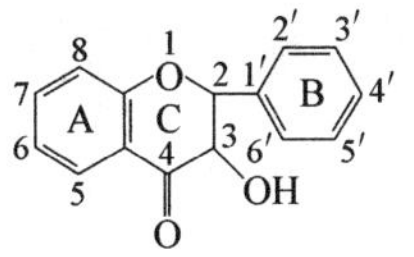	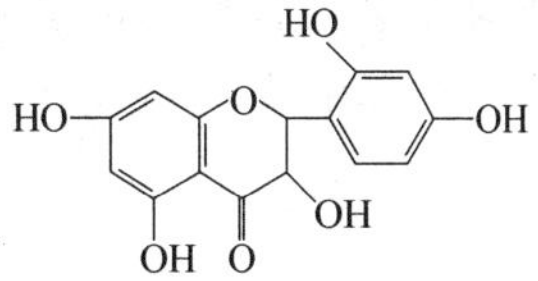 二氢桑色素
异黄酮类	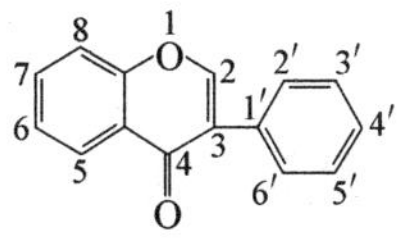	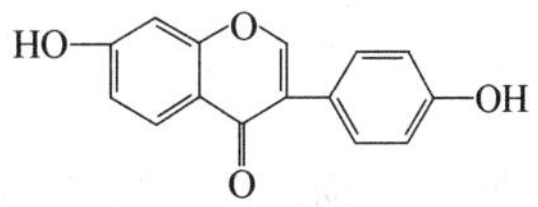 大豆素
查耳酮类	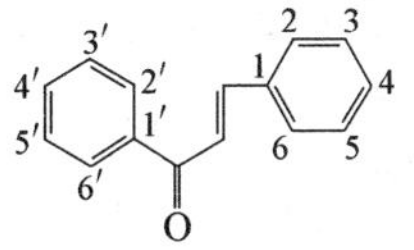	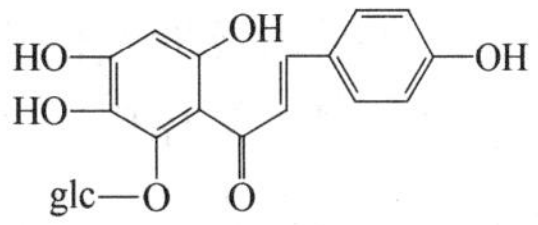 红花苷（黄色）
花色素类	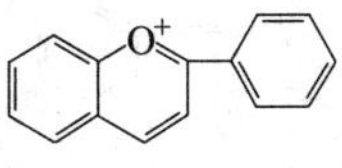	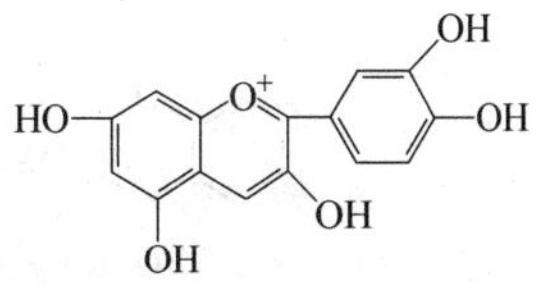 矢车菊素
黄烷-3-醇类	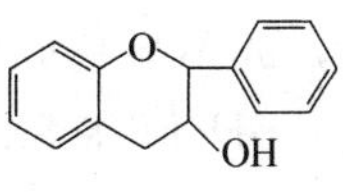	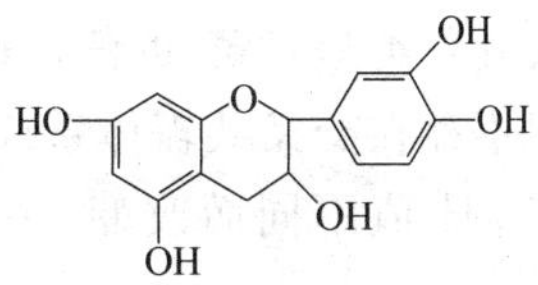 (+)-儿茶素

　　黄酮类化合物苷元的主要类型除以上表中所列外，近年来对双黄酮类化合物的研究也受到人们的重视，特别是发现银杏叶中的银杏双黄酮等化合物具有解痉、降压和扩张冠状血管作用后，更是受到人们的关注。

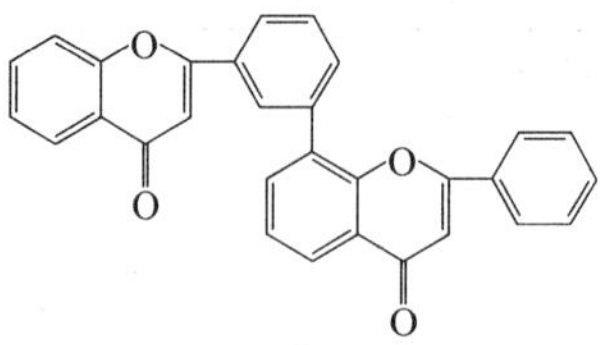

双黄酮

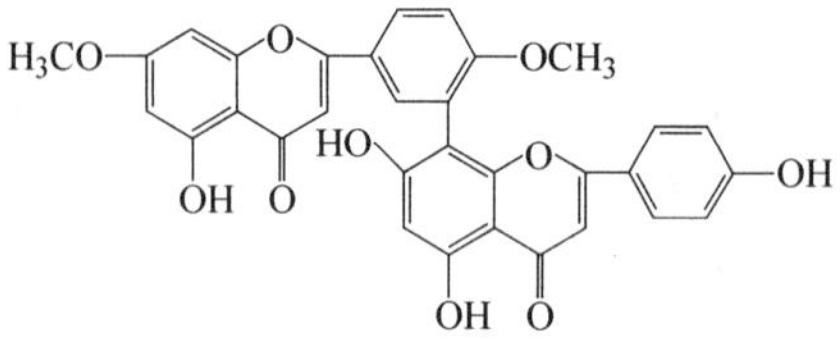

银杏双黄酮

第三节 黄酮类化合物的性质

黄酮类化合物的性质取决于其结构特点，某些黄酮类化合物具有特殊的交叉共轭体系，该结构决定了各种黄酮类化合物性质上的差异，具有交叉共轭体系结构的有黄酮类、黄酮醇类、查耳酮类等。交叉共轭体系即为两组双键互不共轭，但分别与第三个双键共轭，如：

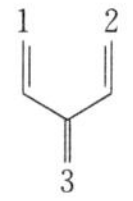

1. 性状

黄酮类化合物多为结晶形固体，少数为无定形粉末，如某些黄酮苷类。多数黄酮类化合物为黄色，所呈颜色主要与分子中是否存在交叉共轭体系有关，助色团（—OH、—OCH₃ 等）的种类、数目以及取代位置对颜色也有一定的影响。以黄酮为例，其色原酮部分原本无色，但在 2 位上引入苯环后，即形成交叉共轭体系，并通过电子转移、重排使共轭链延长，因而出现颜色。若在 4′位或 7 位引入助色团，因形成 p-π 共轭，促进电子转移、重排，使化合物的颜色加深。若在其他位置引入助色团则颜色影响较小。

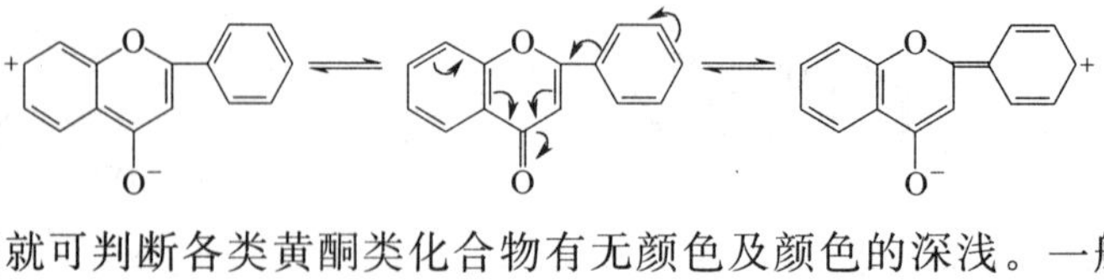

按照以上原则就可判断各类黄酮类化合物有无颜色及颜色的深浅。一般说来黄酮类、黄酮醇类及其苷类呈灰黄-黄色，查耳酮呈黄-黄橙色；而二氢黄酮、二氢黄酮醇、异黄酮类，因分子中不存在交叉共轭体系或交叉共轭体系较短，故不显色或微显黄色。花色素所显的颜色，随着 pH 值不同而改变，一般 pH<7 显红色，pH 值在 8.5 左右显紫色，pH>11 显蓝色。

2. 旋光性

化合物分子结构中有手性碳原子即不对称碳原子者具有旋光性。二氢黄酮、二氢黄酮醇、黄烷醇等分子结构中有手性碳因此具有旋光性。黄酮、黄酮醇、查耳酮、异黄酮等分子结构中无手性碳原子，故没有旋光性。黄酮苷由于在结构中引入糖部分，故均有旋光性，且多为左旋光性。

3. 溶解性

黄酮类化合物因其结合状态不同、结构母核的不同，溶解度有一定的差异。一般游离黄酮难溶或不溶于水，易溶于甲醇、乙醇、三氯甲烷、乙醚等有机溶剂，花色素因分子结构以离子形式存在，极性较大，故易溶于水。

黄酮苷类亲水性强，一般易溶于热水、稀乙醇、甲醇等极性较强的溶剂，不溶或难溶于苯、乙醚、三氯甲烷、石油醚等有机溶剂。黄酮及其黄酮苷均可溶于碱性水溶液中。

4. 酸性

黄酮类化合物分子中多具有酚羟基，所以显酸性，可溶于碱水溶液中。其酸性的强弱与酚羟基的数目和位置有关。一般分子中酚羟基数目越多，酸性越强；C_7 和 $C_{4'}$ 位有羟基取代时，酸性最强；C_5 位有羟基取代时，酸性最弱。黄酮中酚羟基酸性由强到弱的顺序如下：

7,4'-二羟基＞7-或 4'-羟基＞一般酚羟基＞5-羟基

由于 C_7 和 $C_{4'}$ 位羟基都与羰基处于交叉共轭体系中，羰基的吸电子作用使这两个羟基氧原子上的电子云密度降低，羟基中的氢易解离成氢离子，故酸性最强。C_5 羟基由于能与 C_4 位上羟基形成分子内氢键，使羟基中的氢难以解离，故酸性最弱。

利用黄酮类化合物酸性强弱的不同可采用 pH 梯度萃取法分离该类化合物。

第四节　黄酮类化合物的初步鉴定

如何判断某中药材中是否含有黄酮类化合物成分，可通过颜色反应、荧光检识、色谱法检识等手段做出初步的结论。

1. 颜色反应

（1）盐酸-镁粉（或锌粉）反应　该反应是检查中药中是否有黄酮类化合物存在的最常用的方法之一。将样品的甲醇溶液或乙醇溶液加入少许镁粉振摇，滴加几滴浓盐酸，1～2min 内（必要时在水浴上加热），如在泡沫处呈红色，则示阳性。黄酮、黄酮醇、二氢黄酮、二氢黄酮醇类往往显红色至紫红色，个别二氢黄酮显蓝色或绿色。查耳酮、异黄酮多无反应。花色素由于在浓盐酸中会变红，出现假阳性，干扰结果的判断，故需要做空白试验进行对照。

（2）氢硼化钠（钾）反应　该反应是二氢黄酮类化合物的专属反应。$NaBH_4$ 与二氢黄酮、二氢黄酮醇类化合物反应产生红至紫红色物质。其他黄酮类都不能产生上述反应，均呈亮黄色。将样品的甲醇溶液或乙醇溶液置试管中，再加等量的 2% $NaBH_4$ 甲醇溶液，1min 后加浓盐酸或浓硫酸数滴，生成紫至紫红色，也可在滤纸上进行。

（3）与金属盐类试剂的络合反应　分子中具有 3-羟基、4-羰基，5-羟基、4-羰基，邻二酚羟基的黄酮类化合物，可以与许多金属盐类试剂如铝盐、锆盐、镁盐等反应，生成有色的络合物。

（4）锆盐-枸橼酸显色反应　本反应可以用来区别黄酮类化合物分子中 3-羟基或 5-羟基的存在。在样品的甲醇溶液中加入 2% 氯氧化锆（$ZrOCl_2$）的甲醇溶液时，C_3、C_5 羟基黄酮类化合物均能与之生成络合物而显鲜黄色，当再加入 2% 的柠檬酸甲醇溶液时，鲜黄色不

褪，说明有 3-羟基；若鲜黄色减褪，说明无 3-羟基，而为 5-羟基。这是因为 5-羟基、4-羰基与锆盐生成的络合物没有 3-羟基、4-羰基与锆盐生成的络合物稳定。

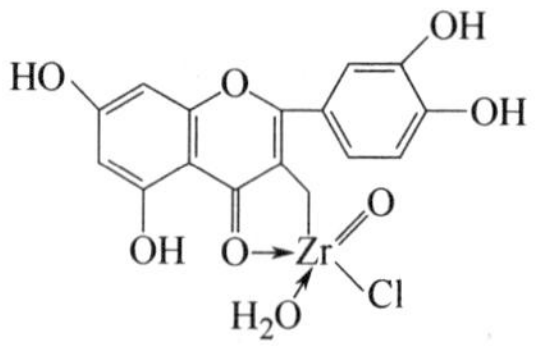

锆络合物

（5）三氯化铝显色反应 该反应常用于定性及定量分析。在样品的乙醇溶液中加入 2～3 滴 1％三氯化铝乙醇溶液，生成的铝络合物显鲜黄色；并在紫外灯下显黄绿色荧光。

（6）醋酸镁显色反应 该反应可区别二氢黄酮（醇）类化合物与其他黄酮类。在滤纸上滴加样品乙醇溶液，喷以醋酸镁的甲醇液，加热干燥，在紫外灯下观察。二氢黄酮、二氢黄酮醇类化合物可显天蓝色荧光，而黄酮、黄酮醇以及异黄酮类化合物等则显黄色、橙黄色或褐色。

2. 荧光检识

许多黄酮类化合物在紫外光下能产生荧光。荧光的颜色常随其结构变化而不同，例如黄酮醇在紫外光下一般多带有显著的亮黄色或黄绿色荧光，如果 3-羟基被甲基化或与糖结合成苷后，在紫外光下呈暗淡的棕色，二氢黄酮在日光与紫外光下均不显色。

3. 色谱法检识

薄层色谱法是分离和检识黄酮类化合物的重要方法之一。一般采用吸附薄层，吸附剂大多用硅胶和聚酰胺。

（1）硅胶薄层色谱 主要用于分离和检识极性较小的黄酮类化合物，如大多数游离黄酮，也可用于分离和检识黄酮苷类化合物。分离检识游离黄酮常用有机溶剂系统展开，如甲苯-甲酸甲酯-甲酸（5：4：1），也可以根据待分离成分的极性大小适当地调整甲苯与甲酸的比例。分离和检识黄酮苷类则采用极性较大的溶剂展开，如正丁醇-醋酸-水（3：1：1）等。

（2）聚酰胺薄层色谱 适宜分离和检识各类型含有酚羟基的游离黄酮类化合物。由于聚酰胺对黄酮类化合物吸附能力较强，因此，需要用解吸附能力较强的展开剂，在展开剂中大多含有醇、酸或水。分离检识游离黄酮常用有机溶剂为展开剂，如三氯甲烷-甲醇（94：6）等；分离检识黄酮苷常用含水的有机溶剂为展开剂，如甲醇-醋酸-水（90：5：5）等。

第五节 黄酮类化合物的提取、分离

一、黄酮类化合物的提取

首先要考虑黄酮类化合物在植物中存在的形式，如在植物的花、果、叶中多以苷的形式存在，而在木质部多以苷元的形式存在。因此应根据欲提取的黄酮类化合物的具体情况选用合适的溶剂提取。

（1）乙醇或甲醇提取 乙醇或甲醇是最常用的黄酮类化合物提取溶剂，黄酮及其苷均可溶于其中。醇提取液可以照下法依次选用亲脂性溶剂由强到弱进行萃取而起到精制纯化的作用。如：

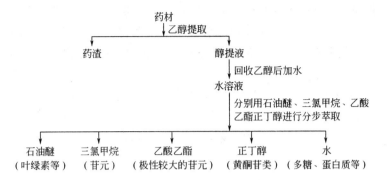

（2）热水提取　一些多糖黄酮苷类由于有较强的亲水性，也可用热水提取，但要注意防止酶水解，水提取液减压浓缩至一定体积加入 3～4 倍量的乙醇，以沉淀除去蛋白质、多糖类等亲水性杂质，过滤，回收乙醇，放冷后便可析出黄酮苷。

（3）碱溶酸沉法　利用黄酮类化合物大多数具有酚羟基，易溶于碱水，而难溶于酸水的性质，用碱水提取后，再加酸使其酸化，黄酮类化合物即可沉淀析出。需指出的是所用的碱水浓度不宜过高，以免在强碱条件下，尤其是在加热时破坏黄酮类化合物的母核。

二、黄酮类化合物的分离

黄酮类化合物的分离从两个方面考虑，黄酮类化合物与非黄酮类化合物的精制分离；黄酮类化合物中各种单体成分的分离。黄酮类化合物的分离方法很多，这里只介绍聚酰胺色谱分离法和 pH 梯度萃取分离方法。

（1）聚酰胺色谱法　聚酰胺是黄酮类化合物分离较为理想的吸附剂，其吸附容量较高，分离能力较强，适合于分离各种类型的黄酮类化合物，包括苷及其苷元。

聚酰胺分离黄酮类化合物的原理，是通过聚酰胺分子中的酰氨基与黄酮类化合物分子中的酚羟基形成氢键缔合而产生吸附作用，其强度主要与以下几方面有关。

① 与黄酮类化合物分子中的酚羟基的数目多少有关，一般酚羟基数目越多则吸附力越强。如：

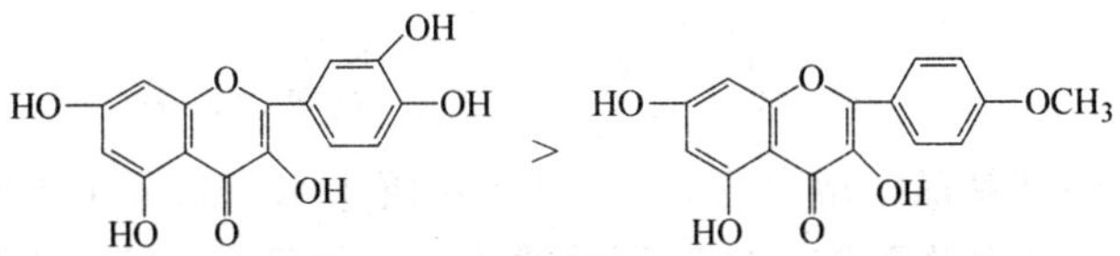

② 与酚羟基位置有关，如果酚羟基所处的位置易形成分子内氢键，则吸附力减弱。如：

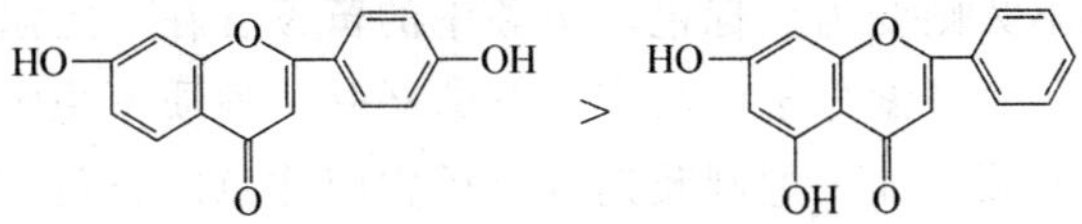

③ 分子内芳香化程度越高，共轭双键越多，则吸附力越强。查耳酮＞二氢查耳酮，黄酮＞二氢黄酮。如：

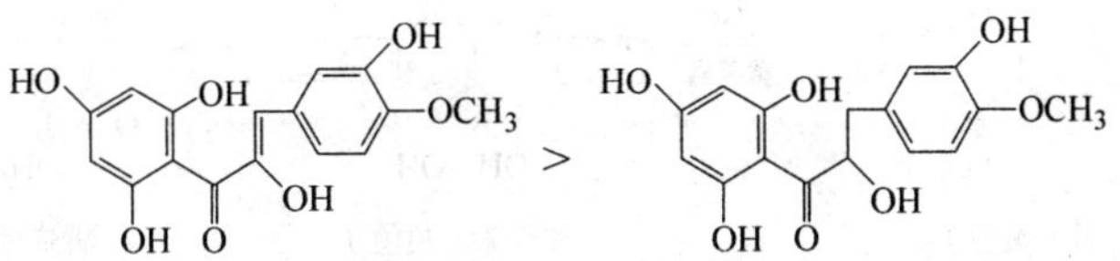

④ 当苷元相同时，被吸附的强弱顺序为单糖苷＞二糖苷＞三糖苷。

⑤ 与溶剂介质有关。各种溶剂在聚酰胺柱上的洗脱能力，由弱至强的顺序是：水＜甲醇或乙醇（浓度由低到高）＜丙酮＜稀氢氧化钠水溶液或氨水＜甲酰胺＜二甲基甲酰胺＜尿素水溶液。

（2）pH 梯度萃取法 本法适用于分离酸性强弱不同的化合物。黄酮类化合物由于酚羟基数目及位置不同，其酸性强弱也不同，将混合的黄酮溶于亲脂性有机溶剂后，依次用 5％ $NaHCO_3$、5％ Na_2CO_3、0.2％ NaOH 及 4％ NaOH 的水溶液萃取，达到分离目的。用 pH 梯度法萃取黄酮的一般规律如下。

酸性：　7,4′-二羟基 ＞ 7-羟基或 4′-羟基 ＞ 一般酚羟基 ＞ 5-羟基

　　　　溶于 $NaHCO_3$　　溶于 Na_2CO_3　　溶于不同浓度的 NaOH 中

第六节　黄酮类化合物的实例

一、黄芩中的黄酮类化合物

黄芩为唇形科植物黄芩的根，具有清热燥湿、泻火解毒、止血、安胎的功能。从黄芩中分离出的黄酮类化合物——黄芩苷（含 4.0％～5.2％）是中成药"双黄连注射液"的主要成分。临床上用于上呼吸道感染、急性扁桃体炎、急性咽炎、肺炎及痢疾等病。

1. 黄芩苷的结构与性质

从黄芩中提取分离得到的黄酮类化合物主要有黄芩苷、黄芩素、汉黄芩苷、汉黄芩素等20余种。

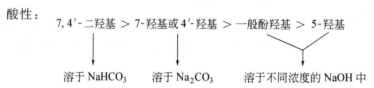

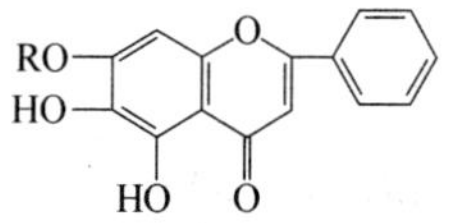

黄芩素：R=H
黄芩苷：R= 葡萄糖醛酸

黄芩苷为淡黄色针状结晶，熔点223℃，几乎不溶于水，难溶于甲醇、乙醇、丙酮，可溶于热醋酸，易溶于二甲基甲酰胺、吡啶等碱性溶液。黄芩素易溶于甲醇、乙醇、丙酮、乙酸乙酯，微溶于乙醚、三氯甲烷。黄芩苷遇三氯化铁显绿色，遇醋酸铅产生橙红色沉淀。溶于碱及氨水初显黄色，不久则变为黑棕色。黄芩中的黄芩苷在一定温度和湿度下被酶水解生成黄芩素及葡萄糖醛酸。黄芩素分子中具有邻三酚羟基，性质不稳定，在空气中易氧化成醌式结构显绿色。所以在贮藏、加工炮制及提取过程中应注意防止黄芩苷的酶解、氧化，以减少有效成分的破坏，避免药材质量降低。

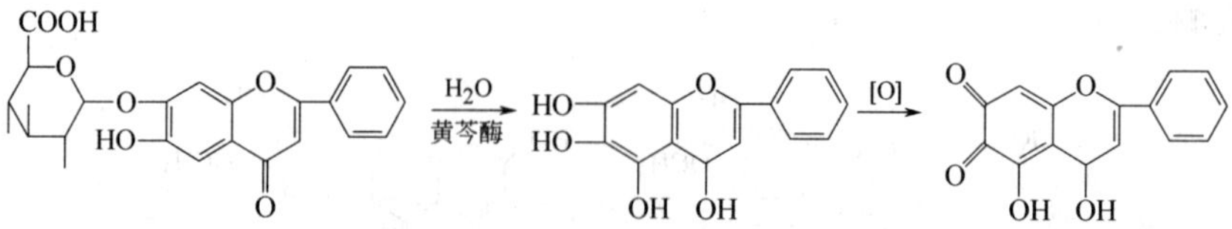

黄芩苷（黄色）　　　黄芩素（黄色）　　　醌式结构（绿色）

2. 黄芩苷的提取分离

【提取流程】

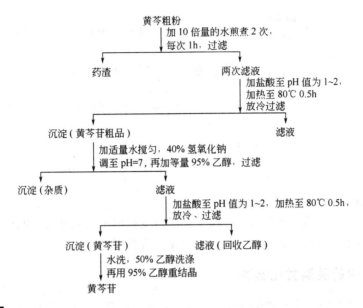

【流程说明】

黄芩苷为黄芩素结构中的 C_7 位羟基与葡萄糖醛酸结合而成的，苷分子中同时有酚羟基和羧基，植物体中往往以镁盐的形式存在，水溶性较大，故用水加热提取可以得到。再将提取液酸化使黄芩苷镁盐转化为游离羧基的黄芩苷类沉淀析出，经进一步碱溶酸沉，可除去杂质得到较纯的黄芩苷。

二、槐米中的黄酮类化合物

槐米为豆科植物槐的花蕾，具有凉血止血、清肝泻火的功能。槐米中的主要有效成分为芸香苷（习称芦丁），含量高达 23.5%，但花蕾开放后（即槐花）含量大大降低。芸香苷是槐米止血的有效成分，有助于保持和恢复毛细血管的正常弹性，临床上用作高血压的辅助药及毛细血管变脆引起出血的止血药。食品工业用作天然色素。

1. 云香苷的结构与性质

槐米中的黄酮类化合物为芸香苷，其苷元为槲皮素，结构如下：

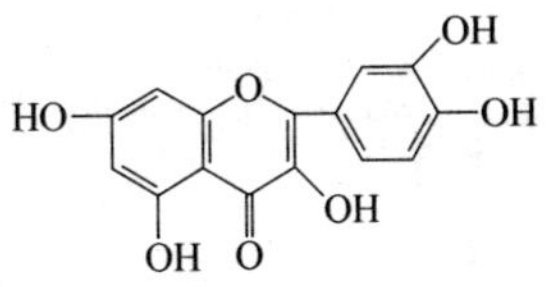

槲皮素 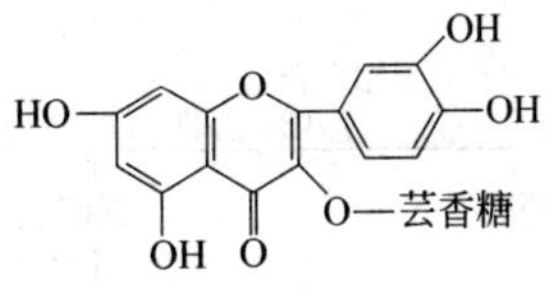　　　　　　　芸香苷

芸香苷为浅黄色粉末或极微细针晶，常含 3 分子结晶水，无臭，无味，加热至 185℃ 以上熔融，并开始分解。在冷水中溶解度为 1：8000，在热水中为 1：200，冷乙醇中为 1：650，热乙醇中为 1：60，可溶于吡啶碱性溶液，几乎不溶于苯乙醚、三氯甲烷及石油醚中。芸香苷结构中因含有邻二酚羟基，性质不稳定，久置在空气中能被氧化而颜色加深（暗褐色），尤其在碱性条件下更容易被氧化分解。故在碱溶酸沉法提取芸香苷时，可以加少量硼砂，利用硼酸盐与邻二酚羟基结合，达到保护的目的。

2. 芸香苷的提取分离

【提取流程】

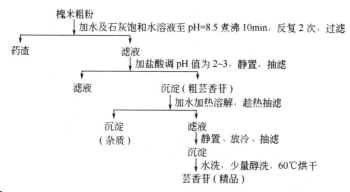

【流程说明】

利用芸香苷的弱酸性溶于碱水、经酸化后又沉淀析出的性质进行提取得到粗制品。再根据芸香苷在冷热水中溶解度相差较大的特点，使芸香苷得到精制。

三、葛根中的黄酮类化合物

葛根为豆科植物野葛或干葛藤的根，干葛藤习称"粉葛"，具有解肌退热、生津透疹、生阳止泻的功能。葛根中含有异黄酮类化合物，主要有大豆素、大豆苷和葛根素等，均能缓解高血压患者的头痛症状，其中大豆素有似罂粟碱的解痉作用，葛根素有一定解热镇痛作用。

1. 葛根异黄酮类化合物的结构与性质

从葛根中分离出的异黄酮类化合物有许多，此处主要介绍大豆素、大豆苷及葛根素。

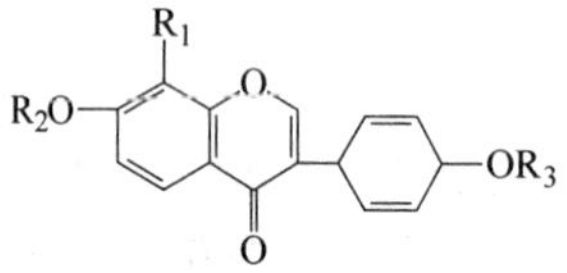

大豆素：$R_1=R_2=R_3=H$

大豆苷：$R_1=R_3=H$，$R_2=$葡萄糖

葛根素：$R_2=R_3=H$，$R_1=$葡萄糖

大豆苷为无色针状结晶，熔点 239～240℃，易溶于乙醇、热水。大豆素为无色针状结晶，265℃升华，320℃分解，易溶于乙醇及乙醚。葛根素为白色针状结晶，熔点 187℃（分解），易溶于乙醇。

2. 葛根总黄酮类化合物的提取分离

【提取流程】

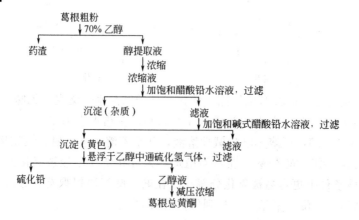

【流程说明】

葛根总黄酮类化合物中没有邻二酚羟基、C_5 羟基或羧基，只能与碱式醋酸铅产生铅络合物沉淀，而部分杂质可能被醋酸铅沉淀，故与杂质分离。而大豆素、大豆苷及葛根素的分离，则可依据各化合物结构不同、极性大小不同，采用氧化铝柱色谱法得以分离。

第七节 实 训

一、槐米中芸香苷的提取、精制和检识

（一）目的要求

① 熟悉黄酮类化合物的提取、分离、精制和检识方法。

② 掌握芸香苷的主要性质及提取、分离、精制和检识方法。

（二）操作原理

根据芸香苷可溶于碱水形成盐，盐在强酸条件下又分解，采用碱溶酸沉法提取；芸香苷在冷水中和热水中溶解度相差较大，采用结晶法进行精制。

（三）操作内容

1. 芸香苷的提取

称取槐米 20g 于乳钵中压碎；另取约 200ml 石灰水于 500ml 烧杯中，加热至沸后加入槐米，再继续加热煮沸 30min，加热过程中随时补充水分，趁热用脱脂棉过滤，药渣再加石灰水重复提取 1 次，趁热过滤。两次滤液合并，用浓盐酸调 pH2～3，放置过夜。抽滤，沉淀物用少量蒸馏水抽洗 3～4 次，抽干，放置于室温中自然干燥，得芸香苷粗品。

2. 芸香苷的精制

取芸香苷粗品置 500ml 烧杯中，加蒸馏水约 400ml，加热至芸香苷完全溶解，趁热抽滤，滤液放置过夜，析晶，抽滤，得芸香苷精品。

3. 芸香苷水解

取芸香苷约 1g 置于圆底烧瓶中，再加入 2％硫酸水溶液约 80ml，回流加热约 45min。观察反应现象：在加热过程中，开始溶液呈淡黄混浊，约 10min 后，溶液由混浊变澄清，逐渐析出黄色小针晶，结晶越来越多至不再增加为止。抽滤，保留滤液以供检识糖用。滤渣即为槲皮素粗品，可用 70％乙醇加热回流溶解后趁热抽滤，滤液冷却放置析晶，晶体 110℃ 干燥得槲皮素精品。

4. 芸香苷、槲皮素、糖的检识

（1）氢氧化钠实验 取芸香苷少许置于试管中，加水 2ml 振摇，观察试管中有无变化。滴加 1％氢氧化钠溶液数滴，振摇使溶解，呈黄色澄明溶液。再加入 1％盐酸溶液数滴使呈酸性，则溶液由澄明转变为混浊。

（2）α-萘酚-浓硫酸实验 取芸香苷少许置于试管中，加乙醇 1ml 振摇，加 α-萘酚试剂 2～3 滴振摇，倾斜试管，沿试管壁滴加约 0.5ml 浓硫酸，静置，观察两层溶液界面变化，应出现紫红色环。

（3）盐酸-镁粉实验 取芸香苷少许置于试管中，加 50％的乙醇 2ml，在水浴中加热溶解，滴加浓盐酸 2 滴，再加镁粉少许，即产生剧烈的反应。溶液逐渐由黄色变为红色。

（4）氯氧化锆-枸橼酸实验 取芸香苷少许置于试管中，加甲醇 1～2ml 在水浴中加热溶

解，再加 2％氯氧化锆甲醇试剂 3～4 滴，呈鲜黄色。然后加 2％的枸橼酸甲醇试剂 3～4 滴，黄色变浅，加蒸馏水变无色。

（5）三氯化铝实验　取芸香苷少许置于试管中，加甲醇 1～2ml 在水浴中加热溶解，加 1％三氯化铝甲醇试剂 2～3 滴，呈鲜黄色。

（6）醋酸镁实验　取芸香苷少许置于试管中，加甲醇 1～2ml 在水浴中加热溶解，加 1％醋酸镁甲醇试剂 2～3 滴，呈黄色荧光反应。

（7）槲皮素和糖的检识　取槲皮素和糖的样品分别做以上同样六个实验，观察反应现象及结果。

（8）芸香苷和槲皮素的纸色谱检识

支持剂：新华色谱滤纸（中速、20cm×7cm）。

样品：自制 1％芸香苷乙醇溶液；自制 1％槲皮素乙醇溶液。

对照品：1％芸香苷标准品乙醇溶液和 1％槲皮素标准品乙醇溶液。

展开剂：① 正丁醇-冰醋酸-水（4∶1∶5 上层）；

② 15％醋酸水溶液。

显色剂：① 在可见光下观察斑点颜色，再在紫外灯下观察斑点颜色；

② 喷三氯化铝试剂呈黄色斑点。

（四）操作说明及注意事项

① 本实验用石灰沸水从槐米中提取芸香苷，产率高，且操作简单。注意石灰水应先煮沸再投药材。

② 在提取时注意将槐米略捣碎且使用的仪器需干燥，使芸香苷易被热水溶出。

③ α-萘酚-浓硫酸实验时，滴加浓硫酸时应缓慢地沿试管壁滴入，以防硫酸溅出伤人。

二、黄芩中黄芩苷的提取、精制和检识

1. 目的要求

① 掌握从黄芩中提取、精制黄芩苷的原理和操作方法。

② 熟悉黄芩苷的主要性质和检识方法。

2. 操作原理

根据黄芩中苷类成分可溶于水的性质，以加水煮沸的方法提取黄芩有效成分，溶于水的黄芩苷类在酸性条件下（pH＝2）加热，即可促使其沉淀析出。

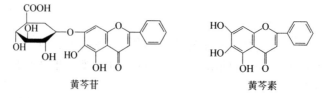

黄芩苷　　　　　　　　黄芩素

3. 主要材料及试剂

黄芩（粗粉）；	40％氢氧化钠溶液；
95％乙醇；	浓盐酸；
10％盐酸溶液；	活性炭；
5％氯氧化锆试液；	10％醋酸铅溶液；
镁粉；	2％枸橼酸溶液；

纤维素薄层色谱板（6cm×10cm）； 正丁醇：醋酸：水（6：1.5：2.5）。

4．操作内容

（1）预试验 取黄芩粗粉 2g 加水 10ml，置温水浴上浸 30min，过滤。取滤液约 1ml 加 10％醋酸铅溶液 2～3 滴，产生橘黄色沉淀。

另取黄芩水滤液约 1ml，加 95％乙醇 1ml，镁粉少许与浓盐酸 2～3 滴，待反应结束后溶液呈棕红色。

（2）提取 称取黄芩粗粉 100g，加入 500ml 沸水，煮沸 15min，煮沸过程中随时补充蒸发损失的水分，用 4 层纱布粗滤；药渣再加水约 500ml 煮沸 15min 提取 1 次，合并两次粗滤液，滴加浓盐酸调 pH 值为 1～2，水浴上保温 80℃0.5h，待析出黄色沉淀之后，倾出上清液，再滤去沉淀中的水分，加 8 倍量蒸馏水搅拌，使沉淀成为均匀的混悬液，滴加 40％氢氧化钠溶液，随加随搅拌至 pH 值为 7，待沉淀全部溶解后再加入等体积的 95％乙醇，搅匀后于 50℃（水浴上保温）下迅速过滤，滤液用 10％盐酸调 pH 值为 2～3，继续保温 50℃ 0.5h，直到黄芩苷全部析出，放冷过夜，过滤收集黄芩苷沉淀物，并用蒸馏水洗成中性，抽干，60℃下干燥得粗制黄芩苷，称重。

（3）粗黄芩苷的精制 将粗制黄芩苷研细，加 10 倍量蒸馏水混匀，滴加 40％氢氧化钠溶液调 pH 值为 6～7，使全部溶解，加活性炭适量搅匀，于水浴上加热至 80℃0.5h，减压滤过除去炭渣，滤液用 10％盐酸调 pH 值为 1～2，加入等体积的 95％乙醇，50℃保温 0.5h，至有沉淀物产生时取出，放置过夜，沉淀完全后，减压过滤得沉淀，并用少量乙醇洗沉淀，抽干，60℃干燥得黄芩苷精制品，称重，计算提取率。

（4）检识反应

① 取黄芩苷（实验产品）少许，加水 2ml，水浴上温热至溶解，加数滴 5％氯氧化锆溶液，混匀后显黄色并有黄绿色荧光，再加入 2％枸橼酸溶液 2ml，则黄色和荧光显著减弱甚至消失。

② 取黄芩苷少许（同上），加水 1ml，乙醇 1ml，微温使溶解，加镁粉数毫克，浓盐酸 2～3 滴，即产生剧烈反应，溶液逐渐出现微红色。

③ 取黄芩苷少许（同上），溶于 2ml 水中，加 10％醋酸铅溶液数滴，立即产生鲜黄色沉淀。

（5）层析检识

层析材料：纤维素薄层板（取纤维素粉 2.5g，加水 17ml，调匀后涂成薄层板，室温干燥后，于 100℃下干燥 1h）。

展开剂：正丁醇-醋酸-水（6：1.5：2.5）。

供试品：实验产品，配成 1％稀醇溶液。

显色：紫外灯光下观察。

对照品：1％黄芩苷（或汉黄芩苷）乙醇溶液。

5．操作说明及注意事项

① 操作过程中的提取和精制，采取 50℃ 或 80℃ 保温措施，均系在热水浴中进行，其目的在于易于脱色或加快沉淀的凝聚速度。

② 提取过程中初次形成的黄芩苷沉淀，因含杂质较多，过滤较为困难，为了使操作顺利进行，可采取只倾出上清液不再滤过的措施，多余的母液和沉淀混悬在一起直接加碱溶解即可。

③ 用40％氢氧化钠溶液调混悬液 pH 值为6～7时，一定要严格控制不可使 pH＞7，否则在加等体积乙醇后易产生大量胶冻样团块，致使操作失败。

④ 加入等体积95％乙醇，是为了除去醇溶性杂质，在此种条件下黄芩苷溶解度减小，易于凝集析出。

思　考　题

1. 试述黄酮类化合物的含义及分类依据，写出黄酮、黄酮醇、二氢黄酮、二氢黄酮醇、异黄酮、双黄酮、查耳酮及花色素的基本结构。

2. 什么是交叉共轭体系？总结交叉共轭体系对黄酮一般性质的影响。

3. 黄酮类化合物的溶解度、酸性与其结构之间有何联系？根据黄酮结构分析比较其酸性强弱。

4. 鉴定黄酮类化合物的最常用的化学方法是什么？如何用化学方法区别 C_3-羟基黄酮、C_5-羟基黄酮？

5. 黄酮类化合物的金属盐络合反应要求黄酮类化合物具有什么样的结构？

6. 欲从芦丁中得到苷元部分，请问如何处理？并写出苷元的结构。

7. 根据黄酮的酸性强弱不同，试用 pH 梯度萃取法分离黄酮。

8. 用反应式说明中药黄芩在贮藏、炮制过程中由黄变绿的原因。

（刘京渤）

第六章　蒽醌类化合物

第一节　概　　述

蒽醌类化合物广泛存在于自然界中。目前已经发现的蒽醌类化合物有 200 余种，主要存在于被子植物中，尤以蓼科、豆科、茜草科、鼠李科、百合科、大戟科、虎耳草科等为多，在某些真菌和地衣中亦有分布，但苔藓、蕨类与裸子植物中尚少发现。该类成分主要分布在高等植物的根、皮、叶及心材中，也可在茎、种子、果实中，少量存在于真菌及地衣类的代谢物中。常用中药有效成分为蒽醌类化合物的有大黄、何首乌、虎杖、芦荟、决明子、番泻叶、茜草等。

蒽醌类化合物往往呈现黄、红等色，是一类重要的天然色素，可用作食品、化妆品等的着色剂，如茜草中的茜素、胭脂虫中的胭脂虫酸。其生物活性较为广泛，主要包括以下几方面。

1. 泻下作用

天然的蒽醌类化合物多具有致泻作用，如中医临床应用的中药大黄、番泻叶、芦荟、鼠李皮等泻下药均含蒽醌类化合物。其致泻作用与蒽醌类分子中酚羟基有关，有酚羟基才有致泻作用。而作用强弱与结构有一定关系。蒽醌苷类比游离苷元有较强的泻下作用，在苷元中蒽酚（酮）的作用强于相应的蒽醌。如生大黄致泻力强而炮制大黄致泻力减弱，即是因为生大黄中的蒽醌苷被炮制后水解成蒽醌苷元的缘故。

2. 抗菌作用

蒽醌类化合物具有一定的抗菌活性，苷元作用强于苷。例如大黄酸、大黄素、芦荟大黄素等均具有较强的抗菌活性，其中以大黄酸抗菌活性最强，在 0.008mg/ml 浓度时，就能抑制金黄色葡萄球菌、枯草杆菌等的生长。决明子对革兰阳性及阴性菌有活性。自豆科植物柯桠木心材中提取得到的柯桠素，属蒽酚类，具有较强的抗霉菌活性，对治疗皮肤病、疥癣有效，但对皮肤的刺激性较大。

3. 其他作用

大黄素有解痉作用，茜草素有止血作用，金丝桃素具有中枢神经的抑制作用和抗病毒作用，有的则具有平喘、利胆等作用。某些蒽醌类化合物具有排出体内结石的作用，可能是由于蒽醌类成分易与金属离子（结石的主要成分）生成可溶性的络合物的缘故。据报道，大黄中 3 种蒽醌苷元，大黄素、大黄酸、芦荟大黄素具有一定的抗癌活性。上述三者对人肝癌细胞和小鼠腹水肝癌细胞的生长都有不同程度的抑制作用，大黄素或大黄酸对小鼠黑色素瘤有明显的抑制作用，大黄酸尚能抑制小鼠乳腺癌。

第二节　蒽醌类化合物的结构

1. 基本母核

具有下列基本母核的化合物称为蒽醌类化合物：

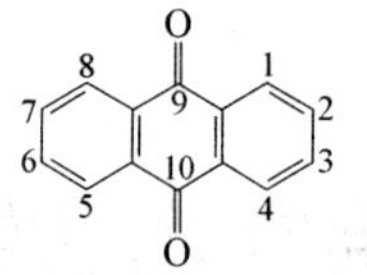

1、4、5、8 位为 α 位
2、3、6、7 位为 β 位
9、10 位为中位

天然蒽醌化合物大多数含有羟基。在中药中蒽醌有的以游离状态存在,有的与糖结合成苷存在。蒽醌苷绝大多数是 O-苷,个别为 C-苷,如芦荟中有致泻作用的芦荟苷。

2. 分类

蒽醌类化合物的分类见表 6-1。

表 6-1 蒽醌类化合物的分类

名 称	基 本 母 核	实 例
羟基蒽醌类	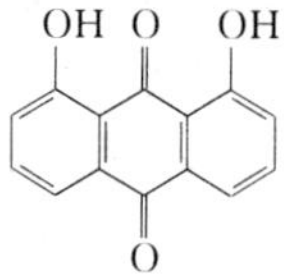 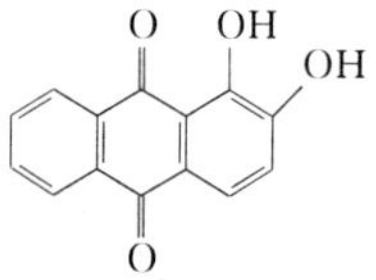	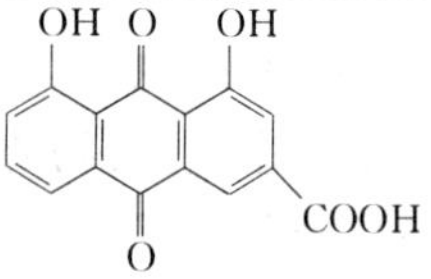 大黄酸 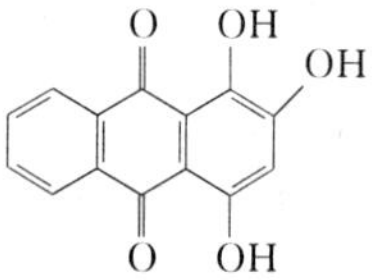 羟基茜草素
蒽酚(蒽酮)类	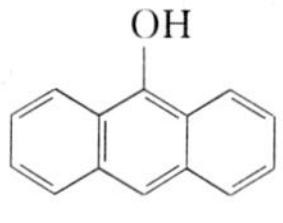 蒽酚 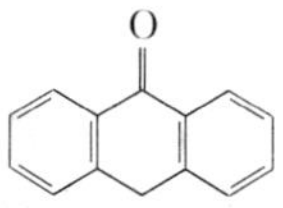 蒽酮	蒽酚和蒽酮是互变异构体,是蒽醌的还原产物,但不稳定,易氧化成蒽醌
二蒽酮类	由 2 分子蒽酮脱去 1 分子氢后结合而成的化合物,其结合方式有 C_{10}—$C_{10'}$ 和 C_1—$C_{1'}$ 及 C_4—$C_{4'}$ 等形式	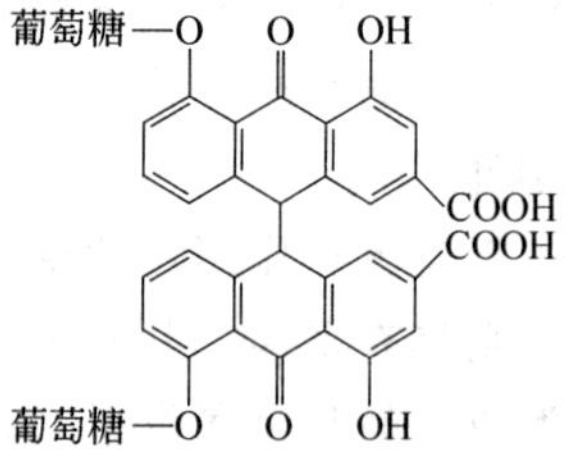 番泻苷 A 或番泻苷 B
二蒽醌类	由 2 分子蒽醌脱氢聚合或二蒽酮氧化而形成的化合物	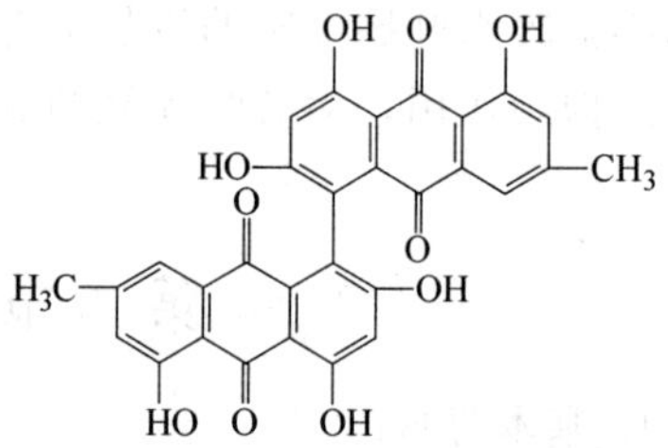 天精

第三节　蒽醌类化合物的性质

1. 性状

蒽醌类化合物是黄色、橙色或红色固体。游离蒽醌类大都有完好的结晶形状，多数蒽醌苷类较难得到结晶。游离蒽醌及其苷类大都有荧光，并且在不同的 pH 值时显不同的荧光。游离蒽醌类多具有升华性，常压下加热可升华而不被分解。故可用升华法提取游离蒽醌类，成苷后则此性质消失。

2. 溶解性

游离蒽醌类可溶于苯、乙醚、三氯甲烷、乙酸乙酯、甲醇、乙醇、丙酮等有机溶剂，难溶于水。与糖结合成苷后极性增大，易溶于甲醇、乙醇，也能溶于水，尤其易溶于热水，难溶于苯、三氯甲烷、乙醚等亲脂性有机溶剂。蒽醌的 C-苷在水中的溶解度很小，也难溶于亲脂性有机溶剂，但易溶于吡啶中。

3. 酸碱性

（1）酸性　游离蒽醌及其苷类，多具酚羟基，有一定酸性。因此，游离蒽醌及其苷类可溶于碱水中，游离蒽醌加酸酸化后析出沉淀。此性质可用于提取分离。

蒽醌类化合物酸性强弱与分子中是否含有羧基以及酚羟基的数目和位置有关。其酸性强弱顺序排列如下：

含—COOH＞含 2 个以上 β-OH＞含 1 个 β-OH＞含 2 个以上 α-OH＞含 1 个 α-OH

由于蒽醌类酸性有强弱的不同，可用 pH 梯度萃取法分离。例如将总游离蒽醌溶于乙醚（或苯、三氯甲烷）中，用碱性由弱到强的水溶液（5％碳酸氢钠、5％碳酸钠、1％氢氧化钠、5％氢氧化钠）顺次萃取，则最先被 5％碳酸氢钠溶液萃出的是酸性较强的游离蒽醌（带—COOH 或 2 个以上 β-OH）；其次被 5％碳酸钠溶液萃出的是酸性较弱的游离蒽醌（带 1 个 β-OH）；再次被 1％氢氧化钠溶液萃出的是酸性更弱的游离蒽醌（含 2 个以上 α-OH）；最后被 5％氢氧化钠溶液萃出的是酸性最弱的游离蒽醌（有 1 个 α-OH）。

（2）碱性　蒽醌类化合物也由于羰基的存在，具有微弱的碱性，表现为能溶于浓硫酸中形成锌盐，再转成阳碳离子，同时伴有颜色明显的改变。

第四节　蒽醌类化合物的初步鉴定

1. 显色反应

（1）碱液显色反应　羟基蒽醌及其苷类遇碱性溶液呈红或紫红色等，这种红色物质不溶于有机溶剂。这是初步鉴定中药中是否含有羟基蒽醌类化合物最常用的方法之一。

羟基蒽醌、蒽酮和二蒽酮类化合物与碱性溶液呈黄色，需在空气中放置或先氧化成蒽醌后才由黄色变为红色。常用 3％过氧化氢来氧化。

初步鉴定时可取中草药粗粉 0.1g，加 10％硫酸溶液 5ml，水浴加热 2～10min，冷却后用 2ml 乙醚振摇萃取，静置后取乙醚层，在乙醚层加入 1ml 5％氢氧化钠溶液，振摇萃取。

如有羟基蒽醌及其苷类存在，醚层由黄色褪为无色，而水层显红色。

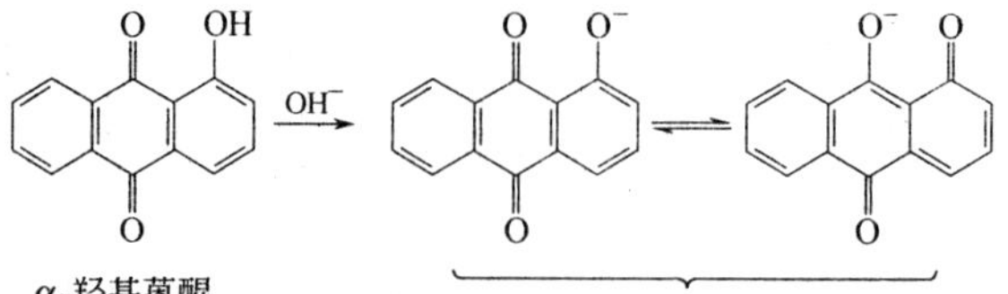

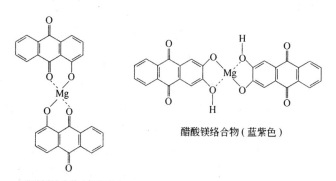

（2）醋酸镁显色反应 羟基蒽醌类化合物能和 0.5％醋酸镁甲醇溶液或乙醇溶液生成橙红色、紫红色或紫色等络合物，反应很灵敏。

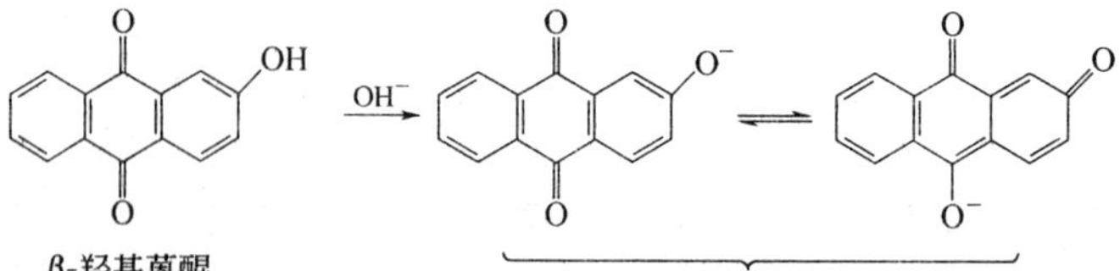

初步鉴定时可将羟基蒽醌类化合物的提取液滴于滤纸上，干燥后喷 0.5％醋酸镁甲醇溶液，并于 90℃加热 5min 即可显色。

醋酸镁络合物（蓝紫色）

醋酸镁络合物（橙红色）

（3）对亚硝基-二甲苯胺显色反应 由于蒽酮的酮基对位的亚甲基上的氢很活泼，可与对亚硝基-二甲苯胺吡啶溶液反应，呈现不同的颜色，如紫、绿、蓝等色，但必须酮基对位碳原子上不能有除氢以外的任何取代。此反应可用于初步鉴定蒽酮类化合物。蒽醌类化合物无此反应。

2. 色谱鉴定

蒽醌及其苷类常采用硅胶薄层色谱检识，也可用聚酰胺薄层。一般不用氧化铝，尤其不用碱性氧化铝，以避免发生化学吸附而难以展开。

展开剂多用混合溶剂。对蒽醌苷可采用极性较大的溶剂系统，如芦荟的鉴定用乙酸乙酯-甲醇-水 （100∶17∶13）；何首乌的鉴定一次展开用苯-乙醇 （2∶1），二次展开用苯-乙醇 （4∶1）；番泻叶的鉴定用乙酸乙酯-正丁醇-水 （4∶4∶3）。对游离蒽醌可采用极性较小的溶剂系统，如大黄、虎杖、决明子等的鉴定用石油醚 （30～60℃）-甲酸乙酯-甲酸 （15∶5∶1）上层；茜草的鉴定用石油醚 （60～90℃）-丙酮 （4∶1） 等。

蒽醌及其苷类本身具有颜色，在自然光下多显黄色，在紫外光下则显黄棕、红、橙色荧光，若再用氨熏或喷碱溶液，颜色加深或变红。亦可用 0.5％醋酸镁甲醇溶液喷后 90℃加热5min，再观察颜色。

第五节 蒽醌类化合物的提取、分离

1. 蒽醌类化合物的提取

（1）蒽醌苷和苷元的提取 蒽醌类化合物在植物体内常以游离状态或苷共同存在，一般用乙醇作溶剂，加热回流提取，游离蒽醌和蒽醌苷同时被提出。又因为游离蒽醌及其苷类，多具酚羟基，有一定酸性，可溶于碱水中，所以又可用碱水加热提取。

（2）游离蒽醌的提取 若只需提取游离蒽醌，则一般可先用少量稀硫酸使蒽醌苷水解成游离蒽醌，然后用乙醚、三氯甲烷、苯等亲脂性有机溶剂回流提取。也可先用乙醇提取出游离蒽醌及其苷后再用稀硫酸将蒽醌苷水解成游离蒽醌。

（3）蒽醌苷的提取 直接用水作溶剂，加热提取。因游离蒽醌及其苷常常同是有效成分，此法游离蒽醌提取少故少用。

2. 蒽醌类化合物的分离

（1）游离蒽醌与蒽醌苷的分离 根据苷元是亲脂性成分而苷是亲水性成分，乙醇提取液浓缩后用三氯甲烷、苯或乙醚等进行萃取，游离蒽醌可被萃取，而蒽醌苷则留在水层，使两者分离。回收上述亲脂性有机溶剂，即得游离蒽醌；在水层加醋酸铅溶液，蒽醌苷与铅离子生成配合物沉淀析出，与水溶性杂质分离。沉淀经脱铅等处理，得到总蒽醌苷。碱提取液用酸酸化，再用三氯甲烷等亲脂性有机溶剂萃取，游离蒽醌转溶到苯层，蒽醌苷留在水层中而得以分离。

（2）游离蒽醌的分离 利用游离蒽醌酸性强弱不同，采用 pH 梯度萃取法分离。pH 梯度萃取法是分离游离蒽醌类的经典方法，也是最常用的手段。即用由弱到强的碱性水溶液，从亲脂性有机溶剂中萃取酸性由强到弱的游离蒽醌。若 pH 梯度萃取法分离不了的可采用色谱法。

（3）蒽醌苷的分离 蒽醌苷的水溶性较强，分离与精制均较困难，多需配合应用色谱方法进行分离。

第六节 蒽醌类化合物的实例

一、大黄中的蒽醌类化合物

大黄是重要的常用中药，也是一种世界性药物，应用广泛。为蓼科植物掌叶大黄、唐古特大黄或药用大黄的干燥根及根茎。

大黄具有泻热通肠，凉血解毒，逐瘀通经的功效。用于实热便秘，积滞腹痛，泻痢不爽，湿热黄疸，血热吐衄，目赤，咽肿，肠痈腹痛，痈肿疔疮，瘀血经闭，跌打损伤，外治水火烫伤；上消化道出血。酒大黄善清上焦血分热毒。用于目赤咽肿，齿龈肿痛。熟大黄泻下力缓，泻火解毒。用于火毒疮疡。大黄炭凉血化瘀止血，用于血热有瘀出血症。

大黄中化学成分随品种不同而有差异，含总蒽醌化合物约 $2\% \sim 5.2\%$，其中蒽醌苷含量最高，有大黄酸、大黄素、芦荟大黄素、大黄酚、大黄素甲醚的单糖苷以及大黄酸、大黄酚、芦荟大黄素、大黄素甲醚双糖苷。大黄中还存在有番泻苷 A、番泻苷 B、番泻苷 C、番泻苷 D，以番泻苷 A 含量最多为大黄中主要泻下成分。蒽醌苷类为黄至橙黄色粉末，属于亲水性成分，易溶于水，不具升华性，能有蒽醌的显色反应。

游离蒽醌含量较少，一般占总量的 $1/10\sim1/5$，有大黄酸、大黄素、芦荟大黄素、大黄酚、大黄素甲醚。酸性强弱顺序为大黄酸＞大黄素＞芦荟大黄素＞大黄酚与大黄素甲醚。可分别为 5％碳酸氢钠、5％碳酸钠、0.5％及 2％氢氧化钠从亲脂性有机溶剂萃取出。大黄中游离蒽醌为黄至橙黄色结晶，属于亲脂性成分，易溶于亲脂性有机溶剂，具有升华性，能有蒽醌的显色反应。

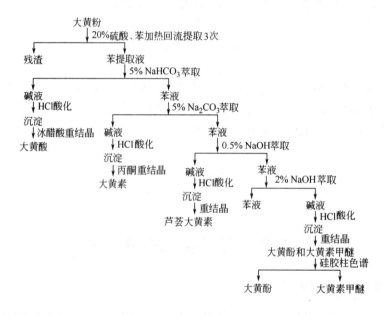

大黄酚：$R_1 = CH_3, R_2 = H$
芦荟大黄素：$R_1 = CH_2OH, R_2 = H$
大黄酸：$R_1 = COOH, R_2 = H$
大黄素：$R_1 = CH_3, R_2 = OH$
大黄素甲醚：$R_1 = CH_3, R_2 = OCH_3$

此外，大黄中还含有鞣质、白藜芦醇及其苷。

从大黄中提取分离游离蒽醌，先用硫酸水解，同时用苯回流提取，得总游离蒽醌。再根据游离蒽醌类的酸性强弱不同，用 pH 梯度萃取法分离。由于大黄酚和大黄素甲醚的酸性相似，萃取法不能分离。可用色谱分离，先后得到大黄酚及大黄素甲醚。

【提取流程】

```
                              大黄粉
                                │20%硫酸、苯加热回流提取3次
          ┌──────────────────────┴──────┐
        残渣                        苯提取液
                                     │5% NaHCO₃萃取
                      ┌──────────────┴──────┐
                    碱液                    苯液
                     │HCl酸化                │5% Na₂CO₃萃取
                    沉淀          ┌───────────┴──────┐
                     │冰醋酸重结晶  碱液              苯液
                    大黄酸        │HCl酸化            │0.5% NaOH萃取
                                 沉淀       ┌─────────┴──────┐
                                  │丙酮重结晶 碱液            苯液
                                 大黄素     │HCl酸化          │2% NaOH萃取
                                          沉淀      ┌────────┴──────┐
                                           │重结晶   苯液          碱液
                                         芦荟大黄素               │HCl酸化
                                                                沉淀
                                                                 │重结晶
                                                          大黄酚和大黄素甲醚
                                                                 │硅胶柱色谱
                                                          ┌───────┴────────┐
                                                        大黄酚          大黄素甲醚
```

二、虎杖中的蒽醌类化合物

虎杖为蓼科植物虎杖的根和根茎。具有祛风利湿，散瘀定痛，止咳化痰的功效。用关节痹痛，湿热黄疸，经闭，水火烫伤，跌扑损伤，痈肿疮毒，咳嗽痰多。

虎杖根茎中含有蒽醌类成分，总含量约 0.1％～0.5％。其中有大黄酚、大黄素及大黄素甲醚 3 种游离蒽醌，还含有大黄素-8-D-葡萄糖苷，大黄素甲醚-8-D-葡萄糖苷。另外在虎杖中还含有非蒽醌类成分，主要是虎杖苷又叫白藜芦醇苷，虎杖苷易溶于甲醇、乙醇、丙酮、热水，可溶于乙酸乙酯、碳酸氢钠溶液和氢氧化钠溶液，稍溶于冷水，难溶于乙醚。

虎杖中的各有效成分均能溶于乙醇，可用乙醇热提。醇提取液浓缩至浸膏状，加少量水，用乙醚萃取，乙醚层中含游离蒽醌类成分，利用其酸性强弱不同，用 pH 梯度萃取法将各成分分离。水层中含虎杖苷。

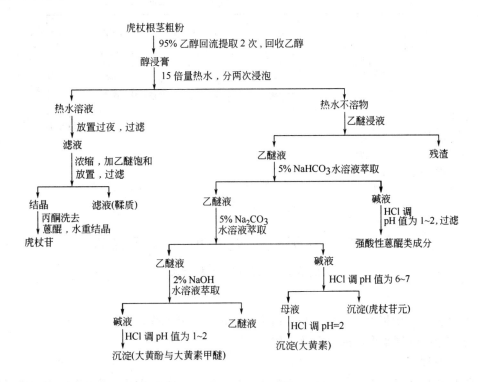

虎杖苷

【提取流程】

虎杖根茎粗粉
　↓ 95% 乙醇回流提取 2 次，回收乙醇
醇浸膏
　↓ 15 倍量热水，分两次浸泡

热水溶液
　↓ 放置过夜，过滤
滤液
　↓ 浓缩，加乙醚饱和
　　放置，过滤

结晶　　　　滤液(鞣质)
　↓ 丙酮洗去
　　蒽醌，水重结晶
虎杖苷

热水不溶物
　↓ 乙醚浸液

乙醚液　　　　残渣
　↓ 5% NaHCO₃水溶液萃取

乙醚液　　　　碱液
　↓ 5% Na₂CO₃　　↓ HCl 调
　　水溶液萃取　　　pH 值为 1~2，过滤
　　　　　　　　强酸性蒽醌类成分

乙醚液　　　　碱液
　↓ 2% NaOH　　↓ HCl 调 pH 值为 6~7
　　水溶液萃取

碱液　　　乙醚液　　母液　　　沉淀(虎杖苷元)
　↓ HCl 调 pH 值为 1~2　　↓ HCl 调 pH=2
沉淀(大黄酚与大黄素甲醚)　沉淀(大黄素)

三、决明子中的蒽醌类化合物

决明子为豆科植物决明或小决明的干燥成熟种子，具有清热明目，润肠通便的功效。用于目赤涩痛，羞明多泪，头痛眩晕，目暗不明，大便秘结。

决明子主要含有蒽醌苷类，其水解得蒽醌苷元有大黄酚、大黄素甲醚、钝叶鼠李素（美决明子素）、钝叶决明素（决明素）、甲基钝叶决明素、橙钝叶决明素（橙黄决明素）等。

	R_1	R_2	R_3	R_4	R_5
钝叶鼠李素	OCH_3	OH	H	H	H
甲基钝叶决明素	H	OH	OCH_3	OCH_3	CH_3
橙钝叶决明素	OCH_3	OH	OH	OCH_3	H
钝叶决明素	OCH_3	OH	OCH_3	OCH_3	H

从决明子中提取分离游离蒽醌，先用硫酸水解，同时用乙醚回流提取，得总游离蒽醌。再根据游离蒽醌类的极性不同，用色谱法分离，先后得到大黄素甲醚、大黄酚、美决明子素、决明素、甲基钝叶决明素、橙黄决明素。

【提取流程】

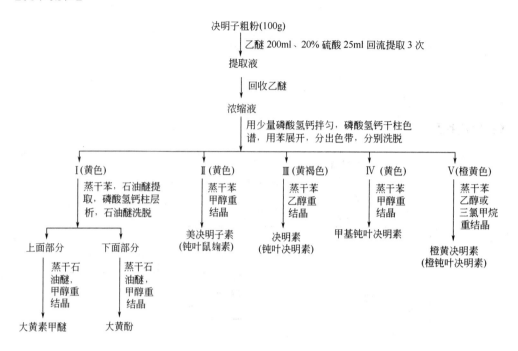

决明子粗粉(100g)

乙醚 200ml、20% 硫酸 25ml 回流提取 3 次

提取液

回收乙醚

浓缩液

用少量磷酸氢钙拌匀，磷酸氢钙干柱色谱，用苯展开，分出色带，分别洗脱

Ⅰ(黄色) 蒸干苯，石油醚提取，磷酸氢钙柱层析，石油醚洗脱

上面部分 蒸干石油醚，甲醇重结晶 → 大黄素甲醚

下面部分 蒸干石油醚，甲醇重结晶 → 大黄酚

Ⅱ(黄色) 蒸干苯甲醇重结晶 → 美决明子素(钝叶鼠李素)

Ⅲ(黄褐色) 蒸干苯乙醇重结晶 → 决明素(钝叶决明素)

Ⅳ(黄色) 蒸干苯甲醇重结晶 → 甲基钝叶决明素

Ⅴ(橙黄色) 蒸干苯乙醇或三氯甲烷重结晶 → 橙黄决明素(橙钝叶决明素)

第七节 实训——大黄中游离蒽醌的提取、分离及检识

1. 目的要求

① 掌握从大黄中提取、分离、检识游离蒽醌的方法和操作。

② 掌握 pH 梯度萃取法的原理及操作。

2. 操作原理

根据大黄中的羟基蒽醌苷经酸水解成游离蒽醌苷元，苷元可溶于三氯甲烷而被提出的原理。再利用各羟基蒽醌类化合物酸性不同，采用 pH 梯度萃取法分离而得各单体苷元。

3. 主要仪器及试剂

250ml 圆底烧瓶、冷凝管、研钵、索氏提取器、水浴锅、分液漏斗、烧杯。

大黄粗粉、20％硫酸、三氯甲烷、pH＝8 缓冲溶液、pH＝9.9 缓冲溶液、盐酸、冰醋酸、吡啶、5％碳酸钠、乙酸乙酯、2％氢氧化钠、石油醚（沸程 60～90℃）、纤维素粉（柱色谱）、新华色谱滤纸（20cm×7cm）、苯-乙酸乙酯（8∶2）、氨、甲苯、0.5％醋酸镁、1％大黄酸标准品三氯甲烷溶液、1％大黄素标准品三氯甲烷溶液、1％芦荟大黄素标准品三氯甲烷溶液、硅胶 CMC-Na 薄层板。

4. 操作方法

（1）游离蒽醌的提取 取大黄粗粉 50g，置于 250ml 圆底烧瓶中，加 20％硫酸水溶液 100ml，水浴加热回流 4～6h，稍放冷，过滤，滤渣用水洗至近中性，于 70℃左右干燥。

取干燥后的药渣于研钵中研碎，装入滤纸筒，于索氏提取器中，用约 200ml 三氯甲烷连续回流提取 3～4h，得三氯甲烷提取液（主要含游离蒽醌）。

（2）大黄酸的分离 上述三氯甲烷提取液用 70ml pH＝8 的缓冲溶液萃取，缓冲溶液层用盐酸调 pH 值为 3，析出沉淀，静置，过滤，沉淀用蒸馏水洗至中性，低温干燥，再用冰醋酸重结晶，得大黄酸黄色针晶。

（3）大黄素的分离　分离大黄酸后的三氯甲烷溶液，再用 100ml pH＝9.9 缓冲溶液萃取，缓冲溶液层用盐酸调至 pH 值为 3，析出沉淀，静置，过滤，沉淀用蒸馏水洗至中性，低温干燥，再用吡啶重结晶，得大黄素橙色针晶。

（4）芦荟大黄素的分离　分离大黄素后的三氯甲烷溶液，再用 200ml 5％碳酸钠-5％碳酸氢钠（9∶1）碱性溶液萃取，碱性溶液层用盐酸调至 pH 值为 3，析出沉淀，静置，过滤，沉淀用蒸馏水洗至中性，低温干燥，再用乙酸乙酯重结晶，得芦荟大黄素橙色针晶。

（5）大黄酚和大黄素甲醚的分离　分离芦荟大黄素后的三氯甲烷溶液，用 2％氢氧化钠水溶液萃取 3～4 次，合并氢氧化钠水溶液层，用盐酸调至 pH 值为 3，析出沉淀，静置，过滤，沉淀用蒸馏水洗至中性，低温干燥。干燥后的沉淀溶于适量石油醚中，作柱色谱用样品溶液。色谱柱：约 8g 纤维素粉，湿法装柱洗脱，水饱和后的石油醚作洗脱剂，洗脱液以每 10ml 分段收集。收集液经纸色谱检查，相同组分合并，分别得大黄酚和大黄素甲醚。

（6）蒽醌类成分的检识

① 碱液检识　分别取各蒽醌化合物结晶少许，于试管中，加 1ml 乙醇溶解，加数滴 10％氢氧化钾试剂，振摇。观察溶液颜色是否呈红色。

② 醋酸镁检识　分别取各蒽醌化合物结晶少许，于试管中，加 1ml 乙醇溶解，加数滴醋酸镁试剂，振摇。观察溶液颜色是否呈橙、红、紫等颜色。

③ 薄层检识

吸附剂：硅胶 CMC-Na 薄层板。

样品：各蒽醌成分的 1％三氯甲烷溶液。

对照品：1％大黄酸标准品三氯甲烷溶液；1％大黄素标准品三氯甲烷溶液；1％芦荟大黄素标准品三氯甲烷溶液。

展开剂：甲苯。

显色剂：0.5％醋酸镁甲醇溶液。

5. 操作说明及注意事项

① pH＝8 的缓冲液为磷酸氢二钠-柠檬酸缓冲液。配制方法：取 0.2mol/L 磷酸氢二钠溶液 194.5ml 与 0.1mol/L 柠檬酸溶液 5.5ml 混合，即得。

② pH＝9.9 的缓冲溶液为碳酸钠-碳酸氢钠缓冲液。配制方法：取 0.1mol/L 碳酸钠溶液 50ml 与 0.1mol/L 碳酸氢钠溶液 50ml 混合，即得。

③ 用各缓冲溶液进行萃取时，采用一次性加入的方法，如将缓冲液分次萃取，分离效果不理想。

思　考　题

1. 天然蒽醌类化合物主要分几类？

2. 简述蒽醌类化合物的溶解性。

3. 如何用化学方法区别：①羟基蒽醌与蒽酮；②大黄素与番泻苷 A？

4. 从大黄中提取游离蒽醌，常将药材先用一定浓度的硫酸加热，目的是什么？

5. 在大黄总蒽醌中，若要分离大黄酸、大黄酚、大黄素、大黄素甲醚、芦荟大黄素，采用哪种分离方法最佳（　　）

A. pH 梯度萃取法　　　B. 分步结晶法　　　C. 碱溶酸沉法

6. 下列蒽醌有升华性的是（　　）

A. 大黄酚葡萄糖苷　　　B. 大黄酚　　　C. 芦荟苷

（李晓瑜）

第七章　香豆素类化合物

第一节　概　述

香豆素最早由豆科植物香豆中得到，具芳香气味而称香豆素。从结构上看，香豆素类化合物是顺式邻羟基桂皮酸内酯化合物的衍生物。广泛分布于植物界，少数来自动物和微生物。目前，已发现的香豆素类化合物有 900 多种，主要存在于伞形科、芸香科、豆科、菊科、茄科、瑞香科、木犀科等植物中。该类成分大多分布于植物的花、叶、茎和果实中，通常在幼嫩的叶芽中含量较高。含此类有效成分的中药有秦皮、白芷、独活、前胡、茵陈、补骨脂、千金子、蛇床子等。

香豆素类成分具有多方面的生物活性。如秦皮中的七叶内酯和七叶苷是治疗细菌性痢疾的有效成分。茵陈中的滨蒿内酯可治疗急性肝炎。蛇床子中的蛇床子素可用于治疗脚癣、湿疹和阴道滴虫等病。岩白菜、矮地茶等中所含的岩白菜素对慢性支气管炎有较好的疗效。白芷根中的白芷素对延髓血管运动中枢、呼吸中枢、迷走神经及脊髓均有兴奋作用。紫苜蓿中的双香豆素类成分紫苜蓿酚具有抗凝血作用，曾用于血栓病的治疗。补骨脂中的补骨脂素与异补骨脂素具光敏作用，能吸收紫外线抗辐射，可作为治疗白斑病的药物。某些香豆素类成分对人和动物有毒性，对肝脏的损伤尤为严重，粮食霉变后产生的代谢物黄曲霉毒素 B_1，极低浓度下就可引起动物肝脏的损伤并导致癌变。此外，还有些香豆素类成分对鱼类和昆虫有显著毒性而对人体无害，故可作捕鱼和杀虫药物使用。

第二节　香豆素类化合物的结构

1. 基本母核

香豆素类母核是顺式邻羟基桂皮酸分子内脱水而成的内酯化合物。

顺式邻羟基桂皮酸　　　　　香豆素

在植物体内，香豆素类化合物往往以游离状态或与糖结合成苷的形式而存在。香豆素化合物的母核上常连有羟基、甲氧基、异戊烯氧基和苯基等取代基。大多数香豆素类化合物在 C_7 位上有含氧取代基。

2. 结构类型

香豆素类化合物的结构类型见表 7-1。

表 7-1   香豆素类化合物的结构类型

名　称	基　本　母　核		代　表　物
简单香豆素类		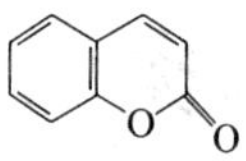	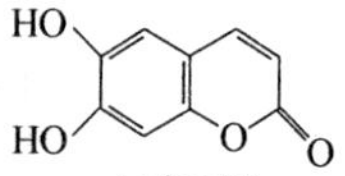 七叶内酯
呋喃香豆素类	线型	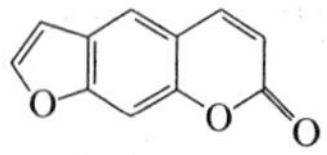	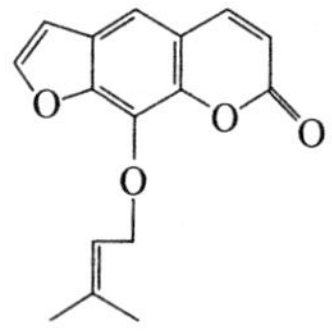 欧前胡内酯
	角型	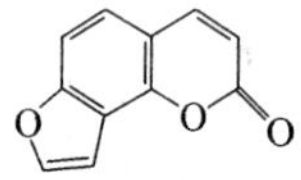	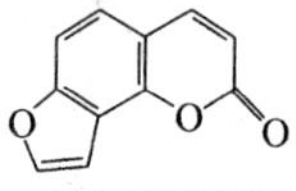 异补骨脂内酯
吡喃香豆素类	线型	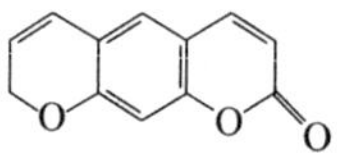	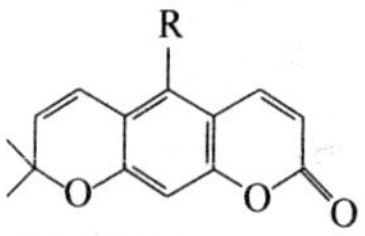 花椒内酯：R=H 美花椒内酯：R=OCH₃
	角型	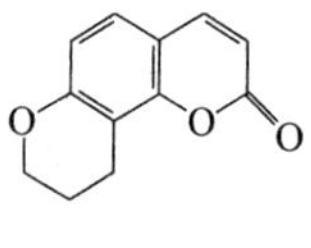	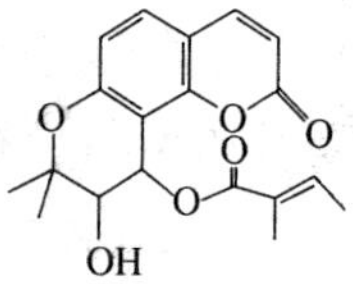 前胡香豆素A
异香豆素		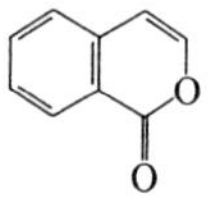	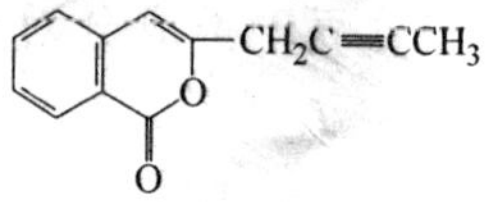 茵陈内酯
双香豆素	由两分子香豆素结合而成的化合物		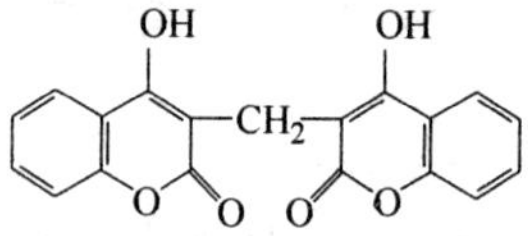 紫苜蓿酚
其他香豆素	香豆素母核上 α-吡喃酮环上有取代基的香豆素		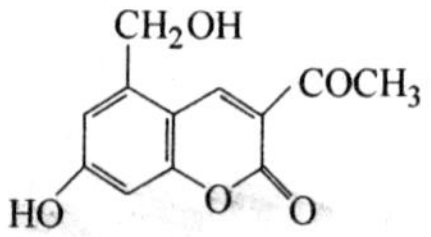 亮菌甲素

第三节　香豆素类化合物的性质

1. 性状

　　游离香豆素类为结晶性固体，无色，有香味。小分子的有挥发性和升华性。香豆素苷类则无香味，无挥发性，也不能升华。

2. 溶解性

游离香豆素类难溶于冷水（极性较大的能溶于沸水），溶于甲醇、乙醇、乙醚、三氯甲烷等有机溶剂。香豆素苷类溶于水、甲醇、乙醇，难溶于乙醚、三氯甲烷等亲脂性有机溶剂。

3. 内酯性质

香豆素及其苷类化合物结构中具有内酯环，在稀的强碱溶液中内酯环可被水解开环，生成溶于水的顺式邻羟基桂皮酸盐；加酸酸化后又可重新环合生成原来的内酯结构，游离香豆素则以沉淀析出。这一性质可用于游离香豆素的提取分离。如果在稀碱中长时间加热、碱的浓度过大或紫外线照射，香豆素内酯环开环生成的顺式邻羟基桂皮酸盐可转变成稳定的反式邻羟基桂皮酸盐，此时再加酸酸化不能再环合回原来的香豆素结构。

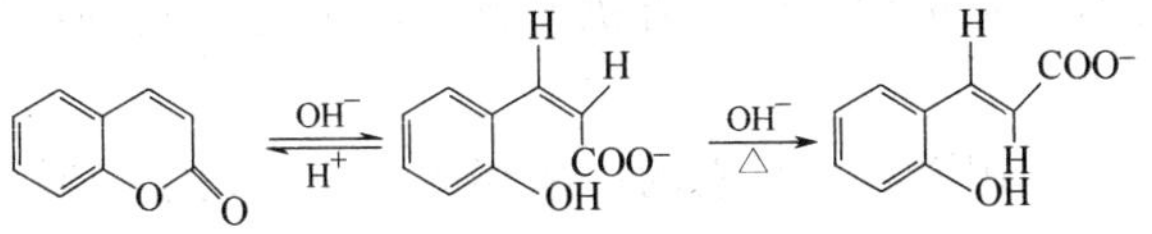

第四节　香豆素类化合物的初步鉴定

1. 荧光鉴定

香豆素类化合物在紫外光照射下大多有蓝色或蓝绿色荧光，尤其是 C_7 位有羟基者，如在碱性溶液中荧光更为显著。

2. 异羟肟酸铁反应

香豆素类的内酯环在碱性条件下可开环，与盐酸羟胺缩合成异羟肟酸，在酸性条件下异羟肟酸与三价铁离子络合成盐而显红色。

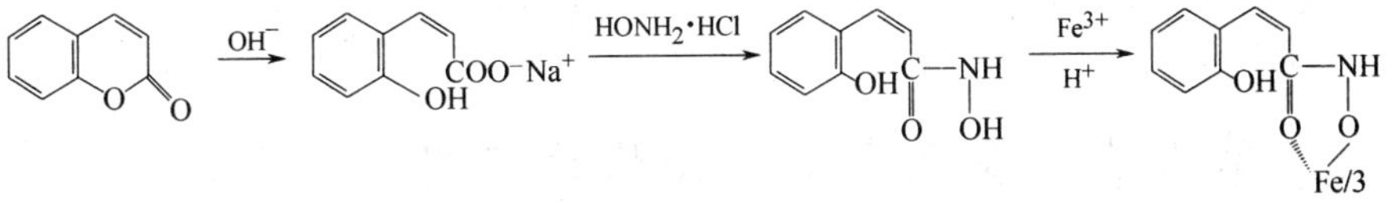

异羟肟酸铁(红色)

初步鉴定时取样品乙醇液 1ml，加新鲜的 1mol/L 盐酸羟胺甲醇液 0.5ml、6mol/L 氢氧化钾甲醇液 0.2ml，加热至沸，冷后加 5％盐酸酸化，最后滴加 1％三氯化铁溶液 1～2 滴，显紫红色。

3. 色谱鉴定

（1）薄层色谱法　香豆素类的薄层色谱最常用的吸附剂是硅胶，亦有采用纤维素和中性氧化铝。

香豆素及其苷常呈中性或弱酸性，因此展开剂常为偏酸性的混合溶剂，如秦皮的鉴别用三氯甲烷-甲醇-甲酸（6：1：0.5），千金子的鉴别用甲苯-乙酸乙酯-甲酸（5：4：1）。极性较小的香豆素类用极性小的展开剂，如白芷的鉴别用石油醚（30～60℃）-乙醚（3：2），前胡的鉴别用石油醚（60～90℃）-乙酸乙酯（3：1）。其他如独活的鉴别用正己烷-苯-乙酸乙酯（2：1：1），蛇床子的鉴别用甲苯-乙酸乙酯-正己烷（3：3：2），补骨脂的鉴别用正己烷-乙酸乙酯（4：1）。香豆素苷可用极性较大的展开剂，如正丁醇-醋酸-水（4：1：5 上层）。

（2）纸色谱法 香豆素类的纸色谱展开剂一般用水饱和的正丁醇、水饱和的三氯甲烷等。对于羟基香豆素类常用正丁醇-醋酸-水（4∶1∶5 上层），以免斑点产生拖尾现象。

（3）显色 香豆素类化合物经薄层色谱或纸色谱展开后，首先在紫外光下观察斑点的荧光。一般能见到斑点显蓝、棕、黄、绿等色荧光。必要时，可用氨气熏或喷 10％氢氧化钾醇溶液，使荧光增强。

其次常用的显色剂有：异羟肟酸铁试剂，显红色；三氯化铁试剂，显绿、蓝、棕色。

第五节 香豆素类化合物的提取、分离

1. 香豆素类化合物的提取

（1）溶剂提取法 从植物体中提取游离香豆素和香豆素苷，一般选用甲醇和乙醇为提取溶剂。如提取游离香豆素，则选用亲脂性有机溶剂，一般先用石油醚脱脂，再用乙醚提取。如提取香豆素苷则可用水。

（2）碱溶酸沉淀法 利用游离香豆素的内酯环的性质，先用稀碱短时间加热提取，再加酸酸化即得游离香豆素沉淀。此法应注意可能会使香豆素结构发生改变，故不是最佳方法。

（3）水蒸气蒸馏法 具挥发性的小分子游离香豆素类化合物可用此法提取。

（4）超临界流体提取法 此法为较新技术，已有被用于提取某种香豆素类化合物。极性较小游离香豆素可直接用 CO_2 超临界流体提取，极性较大的香豆素类则可加极性夹带剂（如乙醇）来提取。

2. 香豆素类化合物的分离

（1）系统溶剂法 利用各香豆素类化合物极性的差异，用系统溶剂分离。醇提取液浓缩成浸膏，依次用石油醚、乙醚、乙酸乙酯、丙酮、甲醇萃取，即可分离。

（2）色谱法 香豆素类化合物由于结构相似，常采用柱色谱法分离。也可用气相色谱法、高效液相色谱法分离。

第六节 香豆素类化合物的实例——秦皮

秦皮为木犀科植物苦枥白蜡树、白蜡树、尖叶白蜡树或宿柱白蜡树的干燥枝皮或干皮。具有清热燥湿、收涩、明目的功效。用于热痢、泄泻、赤白带下、目赤肿痛、目生翳膜。

秦皮中主要化学成分为香豆素类化合物。含有七叶内酯、七叶苷、秦皮素、秦皮苷，此外还有鞣质、皂苷、树脂和脂溶性色素。其中七叶内酯易溶于热乙醇、乙酸乙酯，难溶于三氯甲烷，不溶于水。七叶苷易溶于沸水、热乙醇，难溶于乙酸乙酯，不溶于三氯甲烷。

七叶内酯：R=H
七叶苷：R=葡萄糖

秦皮素：R=H
秦皮苷：R=葡萄糖

提取七叶内酯和七叶苷时，乙醇提取液浓缩后加水温热溶解，再加入等体积三氯甲烷萃取，可除去树脂和脂溶性色素等杂质。乙酸乙酯萃取后的水层中含有七叶苷与鞣质，因鞣质水中溶解度较七叶苷大，故使用结晶法可使七叶苷析出结晶而鞣质留在母液中。

【提取流程】

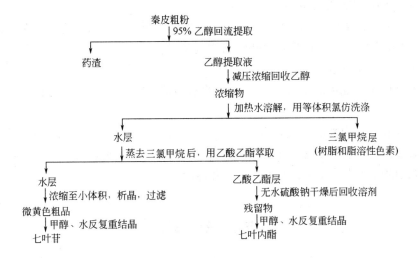

第七节　实训——秦皮中七叶苷和
七叶内酯的提取与检识

1. 目的要求

① 掌握七叶苷、七叶内酯的提取分离方法。

② 熟悉七叶苷、七叶内酯化学检识法和薄层检识法。

2. 操作原理

七叶苷、七叶内酯均能溶于沸乙醇，可用沸乙醇将二者提取出来，利用在乙酸乙酯中二者的溶解性不同而分离之。

3. 主要仪器试剂

索氏提取器、分液漏斗、硅胶 G 薄层板、紫外光灯（254nm）。

95％乙醇、三氯甲烷、乙酸乙酯、1％三氯化铁试剂、重氮化对硝基苯胺试剂。

4. 操作方法

（1）七叶苷、七叶内酯的提取　取秦皮粗粉 150g 于索氏提取器中，加 400ml 乙醇回流 10～12h，得乙醇提取液。减压回收溶剂至浸膏状，即得总提取物。

（2）七叶苷、七叶内酯的分离　在上述浸膏中加 40ml 水热溶之，移于分液漏斗中，以等体积三氯甲烷萃取 2 次，将三氯甲烷提取过的水层蒸去残留三氯甲烷，加等体积乙酸乙酯萃取 2 次，合并乙酸乙酯液，以无水硫酸钠脱水，减压回收溶剂至干，残留物溶于温热甲醇中，浓缩至适量、放置析晶，即有黄色针状结晶析出，滤取结晶。水、甲醇、水反复重结晶，即得七叶内酯。

将乙酸乙酯萃取过的水层浓缩至适量，放置析晶，即有微黄色晶体析出，滤取结晶。以甲醇、水反复重结晶，即得七叶苷。

（3）检识

① 化学检识　取七叶苷、七叶内酯各少许分别置试管中，加乙醇 1ml 溶解。加 1％三氯化铁溶液 2～3 滴，显暗绿色，再滴加浓氨水 3 滴，加水 6ml，日光下观察显深红色。

② 薄层检识　吸附剂：硅胶 G。

样品：七叶苷、七叶内酯标准品及自制七叶苷、七叶内酯的甲醇溶液（浓度均为1%）。

展开剂：甲酸-甲酸乙酯-甲苯（1∶4∶5）。

显色：紫外灯下（254nm）观察，七叶苷为灰色荧光，七叶内酯为灰褐色；以重氮化对硝基苯胺试剂喷雾显色，七叶苷和七叶内酯均呈玛瑙色。

5. 操作说明及注意事项

① 加入等体积三氯甲烷萃取洗涤提取物的水溶液，目的在于除去树脂和脂溶性色素等杂质。

② 七叶苷和七叶内酯的粗晶含有少量鞣质等杂质，用甲醇、水反复结晶可将其除去。

③ 薄层鉴别时，若检品斑点的颜色和位置（R_f 值）与标准品完全一致，则可初步认为提取分离得到的两个结晶分别为七叶苷和七叶内酯。

思 考 题

1. 香豆素类化合物具有哪些主要理化性质？

2. 如何初步鉴定某药材中含有香豆素类成分？

3. 香豆素在紫外灯下显_____色荧光，在_____溶液中，荧光更强。

4. 提取香豆素类化合物的方法有（　　）

A. 碱溶酸沉法　　　B. 乙醇提取法　　　C. 酸溶碱沉法　　　D. 乙醚提取法

E. 水蒸气蒸馏法　　　F. 超临界流体提取法　　　G. 石油醚提取法

5. 简述碱溶酸沉法提取游离香豆素的依据以及提取时的注意点。

6. 提取七叶苷和七叶内酯为什么采用乙醇回流提取法？分离二者为什么采用乙酸乙酯-水两相溶剂萃取法？

（李晓瑜）

第八章　萜类与挥发油

第一节　萜　类

一、概述

1. 萜的含义

萜类化合物是一类天然的烃类化合物，其分子碳架可看作是异戊二烯的聚合体，即异戊二烯是萜类的基本单位，通式为 $(C_5H_8)_n$，多是按头尾相接的聚合体及其含氧的饱和程度不等的衍生物（如罗勒烯、柠檬烯、没药醇、β-芹子烯），也有不按头尾顺序结合的形成的衍生物（如青蒿酮、土青木香酮等）。

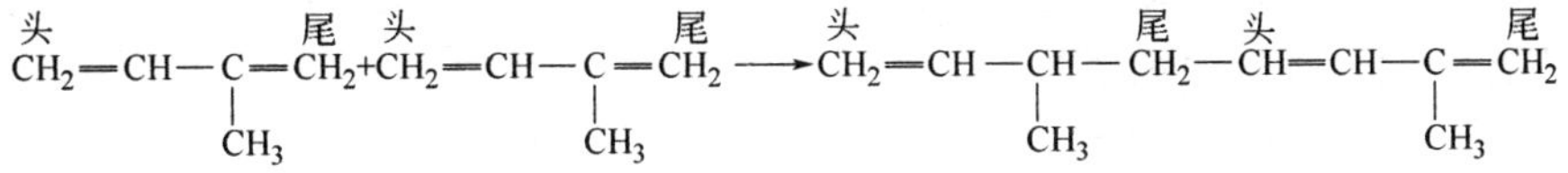

图中结构式：
头 CH_2—CH—C—CH_2+CH_2—CH—C—CH_2 → 头 CH_2—CH—C—CH_2—CH—C—CH_2 尾
　　　　　　CH_3　　　　　CH_3　　　　　　　　　CH_3　　　　　CH_3

异戊二烯　　　　　　　　　　　　　　　　罗勒烯

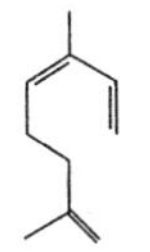

罗勒烯 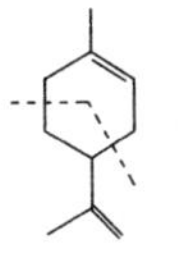　　　柠檬烯 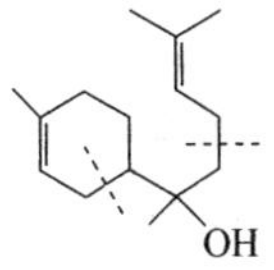　　　没药醇

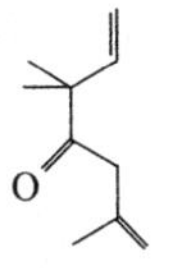

青蒿酮 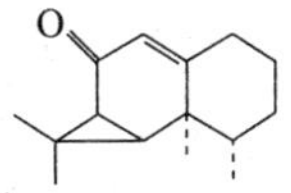　　　　　土青木香酮

萜类化合物在自然界分布十分广泛，种类很多，据统计已超过 2200 种，是各类天然物质中最多的一类化合物。在中药中有不少成分属于萜类化合物，如挥发油、树脂、橡胶、苦味素等。

异戊二烯并非植物中萜类的真正前体，实践证明萜类化合物的生物合成中，最基本的前体是乙酰辅酶 A，它形成甲戊二羟酸（MVA），再转化成焦磷酸异戊烯酯（IPP），再衍生为各类天然萜类化合物。

2. 萜的分类

萜类化合物的分类方法是根据分子中含异戊二烯单位的数目进行的，含 2 个异戊二烯单位的称为单萜，含 3 个异戊二烯单位的称为倍半萜，含 4 个异戊二烯单位的称为二萜，含 5 个异戊二烯单位的称为二倍半萜，含 6 个异戊二烯单位的称为三萜，依次类推（表 8-1）。根据萜类分子中碳环数进一步可分为链萜、单环萜、双环萜、三环萜、四环萜等，这样，单萜、倍半萜、二萜等可再细分，如单萜可再分为链状单萜、单环单萜、双环单萜等。

表 8-1　萜类化合物的分类及分布

名　称	异戊二烯数(n)	含氧衍生物	分　布
单萜	2	醇、醛、酮等	挥发油
倍半萜	3	醇、醛、酮、内酯等	挥发油、树脂
二萜	4	植物醇、树脂酸、内酯等	树脂、苦味素
二倍半萜	5	醇、酸、内酯、酮等	海绵、昆虫代谢物
三萜	6	醇、酸等	树脂、皂苷、乳汁
四萜	8	叶黄素等	色素
多萜	>8		橡胶

二、萜的结构类型与实例

1. 单萜类化合物

单萜类化合物广泛存在于高等植物中，种类很多，通式是 $C_{10}H_{16}$，多是植物挥发油中沸点较低（140～180℃）部分的主要组成成分。它们的含氧衍生物沸点较高（约 200～230℃），多具有较强的香气和生理活性，常是医药、食品、化妆品工业的重要原料。其结构类型根据基本碳架分为链状、单环、双环和叁环单萜等。

（1）链状（无环）单萜及其含氧衍生物　该类单萜烃多为芳香性的液体，如罗勒烯、月桂烯等。其含氧衍生物是许多挥发油中的芳香成分，主要为醇和醛的衍生物，如具有柠檬香味的牻牛儿醛及玫瑰香气的牻牛儿醇。

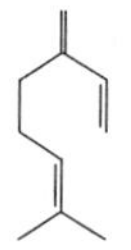

月桂烯 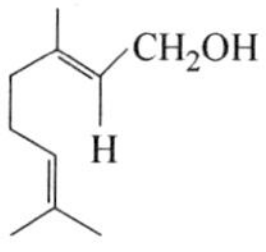　　　　牻牛儿醇 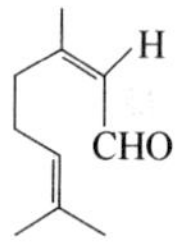　　　　牻牛儿醛

（2）单环单萜及其含氧衍生物　它们是挥发油的成分，如薄荷油中主要成分薄荷醇、薄荷酮，具有藏红花特有香味的藏红花醛等。

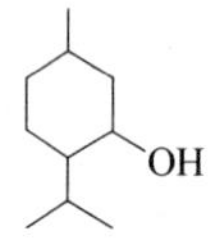

薄荷醇 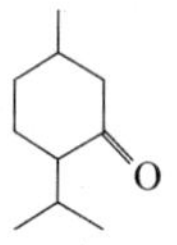　　　　薄荷酮 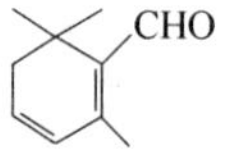　　　　藏红花醛

（3）双环单萜及其含氧衍生物　它们也是挥发油的成分，如松节油中主要成分蒎烯、冰片（龙脑），樟树挥发油中的樟脑，小茴香油与侧柏油中的小茴香酮等。

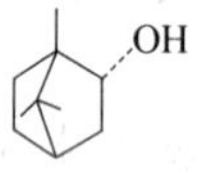

龙脑 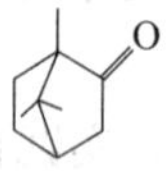　　　　樟脑 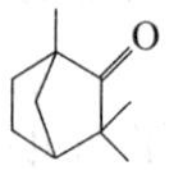　　　　小茴香酮

2. 倍半萜类化合物

倍半萜化合物分布较广，种类较多，无论从数目上还是从结构骨架的类型上看，都是萜类化合物中最多的一支。它主要存在于挥发油中，植物中的倍半萜烃类成分多为液体，是挥发油高沸程部分的主要组成部分。其含氧衍生物常以醇、酮、内酯等形式存在，多有较强的香气和生物活性，是医药、食品、化妆品工业的重要原料。通式为 $C_{15}H_{24}$，其结构类型根据基本碳架分为链状单环、双环、三环与四环倍半萜。

（1）链状（无环）倍半萜及其含氧衍生物　金合欢烯在姜、依兰及洋苷菊的挥发油中均含有，在啤酒花挥发油中为 β 金合欢烯。金合欢醇在植物界分布很广，但含量很少，是重要的高级香料原料。橙花菽醇具有苹果香，是橙花油中主要成分之一。

α-金合欢烯　　　　β-金合欢烯　　　　金合欢醇

（2）单环倍半萜及其含氧衍生物　没药烯与没药醇存在于八角茴香油及其挥发油中。α-姜黄烯及 β-姜黄烯是郁金挥发油的主要成分。青蒿素是从中药青蒿中分离得到的抗恶性疟疾的有效成分。

没药烯　　　　　　没药醇　　　　　　β-姜黄烯

（3）双环倍半萜及其含氧衍生物　香附酮是香附根茎的挥发油成分。棉酚为二聚倍半萜类，有抗生育作用。

香附酮　　　　　　　　　　　　棉酚

（4）倍半萜类化合物实例——青蒿素　它是从民间治疗疟疾有效草药黄花蒿，即中药"青蒿"中分离出的抗疟有效成分，无色针晶，熔点 $156\sim157℃$，不溶于水，在油中溶解度也不大，把它制成蒿甲醚或青蒿琥酯应用，临床使用证明，它具有抗疟效价高、原虫转阴快、速效、低毒副作用等特点，另外，还具有免疫调节作用。

① 青蒿素的结构与性质　它是一种新型双环倍半萜内酯，对热不稳定，其内酯键能被还原成半缩醛羟基。

$$\xrightarrow[\text{还原}]{NaBH_4}$$

青蒿素　　　　　　　二氢青蒿素

② 青蒿素的提取分离
【提取流程】

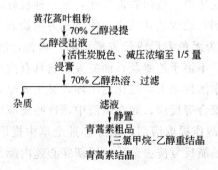

```
              黄花蒿叶粗粉
                │ 70%乙醇浸提
              乙醇浸出液
                │ 活性炭脱色、减压浓缩至 1/5 量
               浸膏
                │ 70%乙醇热溶、过滤
    ┌───────────┴───────────┐
  杂质                    滤液
                            │ 静置
                         青蒿素粗品
                            │ 三氯甲烷-乙醇重结晶
                         青蒿素结晶
```

【流程说明】

提取青蒿素用丙酮较好，但丙酮贵，故用 70％乙醇提取。青蒿素在叶中含量较高，可达 0.6％，开花前是盛叶期，故采用黄花蒿的 7～8 月的叶最佳，用活性炭脱色时注意用量。

③ 青蒿素的检识反应

a. 颜色反应：与盐酸羟胺-三氯化铁试剂呈异羟肟酸铁反应（红色）。与 2,4-二硝基苯肼或对-二甲胺基苯甲醛等试剂反应而显色。

b. 薄层色谱法检识：硅胶 CMC 薄板；展开剂，石油醚-乙醚（6：4）；显色剂为对二甲氨基苯甲醛与磷酸混合液，喷洒后 80℃烘 0.5h，薄板上显蓝紫色的斑点。

3. 二萜类化合物

二萜类化合物分子式用 $(C_5H_8)_4$ 通式代表，分子较大，只有极少数存在于某些挥发油的高沸点部分，许多二萜衍生物具有显著生物活性，尤其是一些二萜内酯类有很强的生物活性，如冬凌草素、雷公藤内酯与欧瑞香素等都具有抗癌活性，其结构类型有链状、单环、双环、三环或四环二萜等。

（1）链状（无环）二萜及其含氧衍生物 植物醇广泛存在于植物界，是构成叶绿素的组成部分，也是合成维生素 E 和维生素 K_1 的原料。

植物醇

（2）单环二萜及其含氧衍生物 维生素 A 存在于动物体中，特别是鱼肝中很丰富，α-樟二萜烯在樟油高沸点部分。

维生素A

（3）双环二萜及其含氧衍生物 贝壳杉酸、硬松脂酸、香紫苏醇等树脂醇及穿心莲内酯、防己内酯、黄藤内酯等均属于双环二萜衍生物。

（4）三环二萜及其含氧衍生物 松脂酸、雷公藤甲素、雷公藤乙素、雷公藤酮、丹参酮类、紫杉醇等均是三环二萜的衍生物。

（5）四环三萜及其衍生物 巴豆醇、闹羊花毒素、甜菊苷、芫花酯甲、3-乙酰乌头碱等均是四环三萜衍生物。

（6）二萜类化合物实例——穿心莲内酯 穿心莲又名一见喜，目前已从其中分离出多种二萜内酯类化合物，主要有穿心莲内酯、新穿心莲内酯、去氧穿心莲内酯等。穿心莲性苦寒，具有清热解毒、消炎止痛等功效。穿心莲内酯是其有效成分，用于治疗细菌性痢疾、急性肠胃炎、感冒发热、扁桃体炎、疮疖肿毒等症，是一种较好的抗菌消炎药。因穿心莲内酯难溶于水，不易制成注射剂，故改造其结构，使之成为钠盐或钾盐溶于水用于临床。

① 性状 穿心莲内酯为无色方形或长方形结晶，味苦，溶于乙醇、丙酮、吡啶、醋酸与三氯甲烷等，微溶于水，不溶于乙醚及石油醚等。它具有内酯的通性，即遇碱加热，内酯环开环生成穿心莲酸盐，水溶性增大，酸化后闭环，又生成原来的穿心莲内酯。它还易发生脱水，双键移位、氧化或聚合等反应，如在碱液中，这些反应更易进行。

② 提取与分离 用乙醇作提取溶剂，从穿心莲全草中提取穿心莲内酯类；提取液含有大量叶绿素等杂质，用石油醚反复洗去杂质；因新穿心莲内酯是苷，极性最大，穿心莲内酯

极性次之，去氧穿心莲内酯少一个羟基，极性最小，所以将乙醇提取液回收乙醇后用三氯甲烷与其水液萃取，新穿心莲内酯和穿心莲内酯主要在二者界面析出，析出物用丙酮重结晶可先后得到新穿心莲内酯和穿心莲内酯；去氧穿心莲内酯及少量新穿心莲内酯和穿心莲内酯，转溶于三氯甲烷层，因三者极性不同，利用氧化铝柱色谱，将三氯甲烷层做柱色谱分离，用三氯甲烷-乙醇梯度洗脱依次可得极性由小到大的不同化合物。

穿心莲内酯　　　　　　　新穿心莲内酯　　　　　　　去氧穿心莲内酯

③ 检识

a. 颜色反应，穿心莲内酯的内酯环有不饱和双键。故可呈活性亚甲基反应，如与亚硝酰铁氰化钠试剂或 3,5-二硝基苯甲酸试剂反应显紫红色，于 50％氢氧化钾的甲醇液作用显深黄色。

b. 色谱检识。硅胶 GF_{254} 薄层，展开剂为三氯甲烷-无水乙醇（95：0.5），在波长 254nm 紫外灯光下观察荧光　或用 3,5-二硝基苯甲酸试剂喷雾显色，则穿心莲内酯的 R_f 值为 0.39～0.4，新穿心莲内酯的 R_f 值为 0.17，去氧穿心莲内酯的 R_f 值为 0.69。

4. 三萜类化合物

三萜是由 30 个碳原子组成的萜类化合物，它在自然界分布较广，主要有四环三萜与五环三萜，其他的结构类型较少，有的以游离状态存在于植物体内，有的与糖结合成苷的形式存在，其苷水溶液振摇后产生持久性似肥皂溶液的泡沫，故有三萜皂苷之称，其苷主要是五环三萜皂苷，四环三萜皂苷较少。

第二节　挥　发　油

一、概述

挥发油也称精油，是由植物原料经水蒸气蒸馏所得的与水不相混溶的挥发性油状液体的总称。因其大多数具有芳香气味，故也称芳香油。挥发油类成分在植物界中分布很广，其中含量较丰富的有菊科、芸香科、伞形科、唇形科、木兰科、姜科、桃金娘科、马兜铃科及禾本科等有关植物中，且富含挥发油的部位多是重要的药材，此外，其他科的某些植物也含有丰富的挥发油类成分。挥发油存在于植物的油室、腺毛、油管、分泌细胞或树脂道中，大多呈油滴状存在，也有些与树脂、黏液质共同存在。

挥发油在植物中的分布部位各不相同，有的全株植物中都含有，有的则在花、果、果皮、叶、根、根茎及树皮中含量较多。各植物含挥发油的情况，因植物品种差异、生长环境的不同、采集期不同、药用部位不同及炮制加工方法不同所含挥发油的量的组成也有显著差别。如桂树的皮中主含桂皮醛，叶中主含丁香酚，而根中主含樟脑。胡荽子的未成熟果实中主含桂皮醛和异桂皮醛，而成熟时则主含药樟醇与杨梅叶烯。植物中挥发油含量一般在 1％以下，少数在 10％以上，如丁香中挥发油含量可高达 14％～21％。

中药中的挥发油是一类具有广泛生物活性的成分，临床上具有多方面的治疗作用，如止咳、平喘、发汗、祛痰、镇痛、祛风、杀虫、抗菌等作用。

二、挥发油的组成

各种挥发油所含成分较复杂，一种挥发油中常含有几十种到一二百种成分，每种挥发油组成成分虽多，但其中往往以某种或数种成分占量较大，且有一定的比例，所以仍有一定的性质。挥发油的基本组成按化学结构可分为脂肪族、芳香族和萜类三大类化合物以及它们的含氧衍生物，如醇、醛、酮、酸、酚、醚、酯、内酯等，此外还有含硫、含氮化合物。挥发油成分中以萜类化合物为多见，是其主要成分，但多没有香气，芳香族化合物及某些萜类含氧衍生物则具有挥发油的特殊芳香味，且常是挥发油中的有效成分。

中草药经过水蒸气蒸馏而得到的挥发性物质，除上述三大类化合物外，还有一些物质，如芥子油、挥发杏仁油、大蒜油等，也常称之为"挥发油"。但这些挥发油样物质在植物中多以苷的形式存在，它们是经水解而得到的。此外，川芎嗪等是随水蒸气蒸馏得的液态生物碱，因此川芎嗪在一些植物的挥发油中存在，如川芎、麻黄等挥发油。

三、挥发油的性质

挥发油组成成分虽复杂，但每种挥发油的组成成分之间有一定的比例，故挥发油具有一定的性质。

（1）性状　在常温下为液体，有的在冷却时其主要成分可结晶析出，这种结晶性析出物常称为"脑"，如薄荷脑、樟脑等。滤去"脑"的油称为"脱脑油"，如薄荷油的脱脑油可称为"薄荷素油"，但其中仍含有约5％的薄荷脑。

（2）颜色　挥发油多为无色或淡黄色的透明油状液体。有些挥发油中含有薁类化合物或溶有色素而具有特别的颜色，如洋甘菊油呈蓝色，苦艾油呈蓝绿色。

（3）气味　挥发油多有特殊而强烈的香味，少数具有臭味或腥气味。如驱虫的土荆芥油有臭味，鱼腥草油有腥气味。

（4）溶解性　挥发油难溶于水，可溶于浓乙醇，易溶于石油醚、乙醚、苯、三氯甲烷等有机溶剂。挥发油在水中溶解度很小，溶解部分主要是其含氧衍生物，该水液具有该挥发油的特有香气，医药上用来制备芳香水剂，如薄荷水。

（5）挥发性　在常温下可挥散，涂在纸片上，短时可挥散而不留油迹，用此性质可与脂肪油区别。

（6）物理常数　挥发油具有一定的比旋度、相对密度、折射率等物理性能。比旋度在$+97°\sim-117°$范围内。相对密度一般在$0.85\sim1.18$之间，多数比水轻，少数比水重。具有强的折射率，一般在$1.43\sim1.61$之间，是检验挥发油的重要物理常数。挥发油的沸点一般在$70\sim300℃$之间。

（7）其他　挥发油对光、空气及温度有敏感性，由此引起氧化而改变，相对密度增加，颜色变深，失去原有的香味，并能形成树脂样物质，也不能再随水蒸气蒸馏了，故挥发油应装在棕色瓶内密闭并低温保存。挥发油的气味，往往是其品质优劣的重要标志。

四、挥发油的初步鉴定

（1）油斑鉴定　将挥发油滴在纸上，很短时间会挥散，且不留油斑。用此法可与油脂区别，油脂有油的痕迹。

（2）物理常数鉴定　挥发油有一定的物理性能，在测定时，一般先测其折射率，因测定折射率所用样品极少，且操作简便迅速。若测定的折射率不符合要求时，其余检查就不必进行，对该挥发油再进行处理。几种挥发油的物理常数见表 8-2。

表 8-2　几种挥发油的物理常数

挥发油	相对密度（25℃）	折射率（25℃）	比旋度（25℃）	95％乙醇中的溶解度
橙皮油	0.482～0.846	1.472～1.473	+90°～+99°	1∶4
丁香油	1.038～1.060	1.530～1.535	−130°以下	易溶
薄荷油	0.890～0.910	1.458～1.471	−16°～−28°	任意混溶
桂皮油	1.052～1.062	1.602～1.614	−10°～+10°	1∶1
茴香油	0.951～0.975	1.528～1.538	+12°～+24°	1∶1
桉叶油	0.900～0.923	1.458～1.468	−5°～+5°	1∶5（70％乙醇）
八角茴香油	0.978～0.988	1.553～1.560	−2°～+1°	1∶3

（3）色谱鉴定　常用的是薄层色谱，操作简便，应用较普遍，气相色谱法也常用。

① 薄层色谱的吸附剂　多采用硅胶 G 或 Ⅱ～Ⅲ 级中性氧化铝。

② 展开剂　挥发油组成成分复杂，成分的极性差别较大，用极性较小的溶剂（石油醚、正己烷）展开，则不含氧的烃类展开分离，而含氧化合物留在原点。用极性较大的溶剂，如石油醚-乙酸乙酯（85∶15）展开，则含氧化合物展开分离，而不含氧的烃类被推至前沿。故在实际工作中，最好分别用这两种展开剂在同一薄层上做单项二次展开或双展开。单向二次展开具体方法是点样后，用极性较大的展开剂先展开分离，这样可把挥发油各成分展开分离。若挥发油各成分的极性相差不大，则选一种适宜的展开剂即可。

③ 显色剂　挥发油显色剂常用的有两大类，一类是香草醛-浓硫酸或茴香醛-浓硫酸等，喷后于 105℃ 加热，各种萜烃及其含氧衍生物均能显色，另一类是挥发油成分各类功能基的显色剂，常用的有溴甲酚绿试剂、2,4-二硝基苯肼试剂、三氯化铁试剂、碱性亚硝酰铁氰化钠试剂等。另外，还可置碘蒸气缸中，多数萜类呈黄色斑点；也可作荧光反应，即喷 0.05％ 荧光黄钠水溶液，趁潮湿置溴蒸气缸中，则在红色底上呈黄色斑点。

五、挥发油的提取分离

1. 挥发油的提取

（1）水蒸气蒸馏法　是最常用的方法，是利用了挥发油能随水蒸气蒸馏的性质。把中药切碎预先用水湿润，然后通入水蒸气，挥发油随水蒸气经冷凝器变成液体而馏出。或者在蒸馏器内安装一个多孔隔板，原料至于隔板上，隔板下加水加热至沸腾，挥发油随水蒸气馏出。挥发油多浮于水面，少数沉在水下，静置分层后可将挥发油与水分开。如果挥发油在水中溶解度稍大或含量低，不易分层，则采用盐析法，使挥发油在水中析出。或者盐析后再用低沸点有机溶剂萃取，从水中提得挥发油。该法所提得的挥发油，除原植物中存在的成分外，也包括蒸馏过程中所产生的挥发性分解产物。挥发油遇热不稳定时不用此法。

（2）溶剂提取法　一般多采用低沸点有机溶剂如石油醚、乙醚等，采用连续回流提取法提取，提取液低温回收溶剂，则剩余的为挥发油。该法所得的挥发油黏度较大，因植物原料中的其他脂溶性成分树脂、油脂、蜡等也被提出，故需进一步去杂精制。也可用有机溶剂苯、石油醚、二硫化碳等冷浸提取。在香料工业生产上，多利用低沸点有机溶剂提取，制成芳香"浸膏"，"净油"、"香膏"、"头香"等制品。

（3）压榨法　含挥发油较高的植物如柠檬皮、鲜橘皮等，可利用压榨法得到挥发油，该法所得挥发油是在常温下进行的，成分不致受热分解，保持挥发油原有的香气，但产品不纯，含有水、黏液质及其他细胞组织等杂质，呈混浊状态。压榨法不易将挥发油提取完全，因此常将残渣再进行水蒸气蒸馏，把挥发油提取完全。

（4）吸收法　提取贵重挥发油如玫瑰油、茉莉花油，常用吸收法进行，一般用无臭味的豚脂 3 份与牛脂 2 份混合，均匀地涂在面积 $50cm \times 100cm$ 的玻璃板两面，然后把它嵌入高 $5 \sim 10cm$ 的木制框架中，在玻璃板上铺有金属网，网上放一层鲜花瓣，这样一个个木框玻璃板重叠起来，花瓣被包围在两层脂肪中间，挥发油被脂肪吸收，2 天左右换新鲜花瓣，7 天左右取下脂肪，吸收挥发油的脂肪为"香脂"，它是香料工业的原料，若加入无水乙醇共搅，醇液再减压回收乙醇，则得"净油"。

（5）冷冻法　把鲜花（花蕾）放入金属容器中，在不完全密闭的体系中，用吹气通过冷阱冷冻收集鲜花的香气，连续收集 $5 \sim 6h$，在冷阱中可得头香样品。

2. 挥发油的分离

由植物中提取得到的挥发油都是混合物，要想得到单一成分，还需进一步分离，常用的方法有冷冻法、分馏法、化学法和色谱法，实际工作中，常将这几种方法互相配合使用，才能达到分离目的。

（1）冷冻法　常温下挥发油呈液态状，置 $0^{\circ}C$ 以下可得结晶，如无结晶时，则降温至 $-20^{\circ}C$ 继续放置可得结晶。取出结晶再经重结晶可得纯品。如薄荷油冷至 $-10^{\circ}C$ 时刻的第一批粗脑，再降至 $-20^{\circ}C$ 冻 24h 得第二批粗脑，粗脑加热熔后再在 $0^{\circ}C$ 冷冻可得较纯的薄荷脑。

（2）化学法　根据挥发油中各组成成分的结构或特有的功能基，用化学方法处理，使各成分达到分离的目的。一般有碱性成分分离、含羰基成分分离、醇类分离及萜醚分离等。

（3）分馏法　挥发油的组成成分多对热较敏感，并且其沸点有一定差距，故在减压条件下进行分馏分离，一般可分成 3 个馏分：低沸点馏程（$35 \sim 70^{\circ}C / 10mmHg$）（$1mmHg = 133.322Pa$）为单萜烃；中沸点流程（$70 \sim 100^{\circ}C / 10mmHg$）为单萜含氧衍生物；高沸点馏程（$100 \sim 140^{\circ}C / 10mmHg$）为倍半萜及其含氧衍生物及薁类。萜烃中双键多、沸点高，含氧衍生物沸点随其功能基的极性增大而增高，一般是醚＜酮＜醛＜醇＜酸。

用分馏法得每一馏分可能还是混合物，需再进行分馏，直至各馏分的物理常数如折射率、相对密度与比旋度等恒定为止，才能得较纯的挥发油成分，成分是否纯，还可用薄层色谱或气相色谱等方法分析馏分是否纯化。不纯的要进一步处理分离。

（4）色谱法　分离挥发油最常用的色谱方法有硅胶柱色谱与气相色谱法。气相色谱是研究挥发油组成成分的较好方法。在分离挥发油时，分馏法与色谱法配合使用常取得较好的效果。气相色谱法分离挥发油与其他分离法对比，分离效率和灵敏度都高得多，用很少量样品（小于 0.1ml）就能分离出多种成分。尤其是与质谱仪、红外、核磁共振等联用，再联上计算机就成为目前分离和鉴定挥发油中各成分最有效的工具之一。

六、挥发油的实例

（一）薄荷中的挥发油

薄荷油是唇形科薄荷属植物薄荷的地上全草所含的挥发油（含量约 $1\% \sim 3\%$），是芳香药、调味药及驱虫药，用于皮肤或黏膜，具有消炎、止痛解热作用。

1. 薄荷油的组成

其化学组成很复杂，主要成分有薄荷醇（又称薄荷脑）、薄荷酮、醋酸薄荷酯等，它们都是单环单萜的含氧衍生物

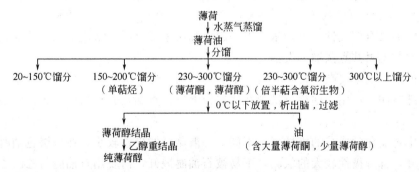

薄荷醇　　　　薄荷酮　　　　醋酸薄荷酯

2. 薄荷油成分的性质

（1）薄荷油　为无色或淡黄色的油状液体，放置久则色变深，有强烈的薄荷香气，溶于乙醇、氯仿等有机溶剂。沸点 204～210℃，$[\alpha]_D^{25}-16°\sim-28°$，相对密度 0.890～0.910，折射率 $n_D^{20}1.458\sim1.471$。

（2）薄荷醇　是薄荷的有效成分，约占油的 70%～90%，为白色晶块或针状晶体，熔点 42～44℃，沸点 212℃，相对密度 0.890～0.910，$[\alpha]_D^{18}-50°$（20%乙醇），难溶于水，易溶于乙醇。具有强烈薄荷香气，味清凉，有局部刺激作用。头痛或神经痛时将其涂于患处，可减轻头痛。

（3）薄荷酮　约占油的 10%～20%，味苦，沸点 207℃，熔点 -6℃，相对密度 0.895，$n_D^{20}1.4505$，$[\alpha]_D^{20}-24.8°$，略溶于水，溶于有机溶剂。具有薄荷气味，常温为液体。

3. 色谱检识

硅胶 G 薄层板，展开剂为苯-乙酸乙酯（95∶5）。薄荷醇的 R_f 值为 0.25，薄荷酮的 R_f 值为 0.57，醋酸薄荷酯的 R_f 值为 0.66。

4. 提取分离

【提取流程】

```
                          薄荷
                          ↓水蒸气蒸馏
                          薄荷油
                          ↓分馏
  ┌──────────┬──────────┬──────────────┬──────────────────┬──────────┐
20～150℃馏分  150～200℃馏分  230～300℃馏分     230～300℃馏分      300℃以上馏分
            （单萜烃）  （薄荷酮，薄荷醇）（倍半萜含氧衍生物）
                          ↓0℃以下放置，析出脑，过滤
              ┌──────────────────────────┐
          薄荷醇结晶                        油
          ↓乙醇重结晶                （含大量薄荷酮，少量薄荷醇）
          纯薄荷醇
```

【流程说明】　提取薄荷中挥发油，是利用了薄荷油随水蒸气蒸馏的性质。根据薄荷油中各成分沸点差异，进行分馏分离。也可直接用冷冻法在 -5℃ 以下及 -20℃ 进行两次冷冻放置，析出薄荷脑即薄荷醇。再进行重结晶，可得符合药典的产品。

（二）水泽兰净油

菊科植物水泽兰，又名佩兰。佩兰为《中华人民共和国药典》收载中药，民间用水泽兰作香料，具有健胃祛湿，行血散瘀作用。

水泽兰净油是用鲜叶片（2.2kg）加乙醇提取（浸提），回收乙醇制取浸膏（30g）。浸膏中加入无水乙醇（50ml），于 -30℃ 冷浴中放置过夜进行脱蜡，蒸出溶剂后，减压精馏，于 122～192℃/18mmHg 收集挥发性成分（5.2g）为清香气味的黄色透明液体，即水泽兰

净油。

第三节　实　　训

一、八角茴香油的提取与检识

1. 目的要求

① 掌握挥发油的水蒸气蒸馏提取法。

② 熟悉挥发油各类成分的薄层点滴定性检识方法。

③ 了解单向二次薄层色谱检识挥发油的方法。

2. 操作原理

八角茴香油为木兰科植物八角茴香的干燥成熟果实，内含挥发油约 5%。主要成分是茴香脑，约为总挥发油的 80%～90%。此外尚有少量甲基胡椒酚、茴香醛、茴香酸等（见如下结构式）。

① 茴香脑　为白色结晶，熔点 21.4℃，沸点 235℃。溶于苯、乙酸乙酯、丙酮、二硫化碳及石油醚，与乙醚、三氯甲烷混溶，几乎不溶于水。

② 甲基胡椒酚　为无色液体，沸点 215～216℃。

③ 茴香醛　棱晶，熔点 36.3℃，沸点 236℃；液体，沸点 248℃。

④ 茴香酸　为针状或棱柱状体，熔点 184℃，沸点 275～280℃。

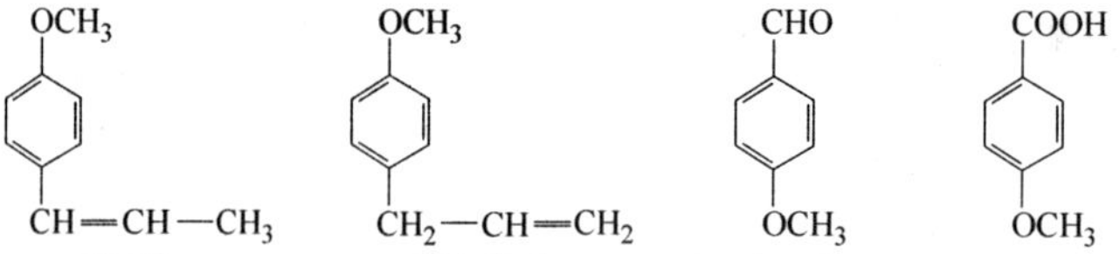

利用挥发油具有挥发性、可随水蒸气一起蒸馏出来的性质，采用水蒸气蒸馏，提取挥发油，或采用水与药材共煮蒸馏挥发油。

挥发油的组成成分复杂，常含有烷、烯、醇、酚、醚、醛、酮、酸等。由于各类化合物都具有其特殊基团，可用一些检出试剂在薄层板上进行点滴实验，从而了解挥发油各组化合物的类型。

挥发油中各类化学成分的极性大小不同，一般萜烃的极性较小，在薄层色铺时可被石油醚较好地展开，部分极性较大的氧萜，不易被石油醚展开，需要用石油醚与乙酸乙酯混合液展开。为了使挥发油中各组分能在一块板上进行分离，可采用单向二次展开。

3. 试剂与器材

水蒸气蒸馏装置；层析缸；硅胶 G 薄层板（6cm×14cm，8cm×12cm）；喷雾器。

八角茴香；八角茴香油；薄荷油；桂皮油；丁香油；松节油；樟脑油；三氯化铁试剂；溴甲酚蓝试剂；2,4-二硝基苯肼；香草醛-60%硫酸试剂；碱性高锰酸钾试剂；石油醚；乙酸乙酯。

4. 操作方法

（1）挥发油的提取　取八角茴香粗粉适量，置蒸馏瓶中，加适量水浸泡湿润，安装蒸馏装置，用水蒸气蒸馏（或与水蒸馏），收集馏出液，冷却放置，分取油层。

（2）挥发油的检识

① 油斑检识　将八角茴香油 1 滴，滴于滤纸片上，常温放置数分钟，观察油斑是否消失。

② 薄层点滴反应　取硅胶 G 薄层板 1 块（8cm×12cm），按表 8-3 用铅笔在薄板上画出格子。将挥发油样品用 5～10 倍量乙醇稀释后，用毛细管分别滴于每排小方格内，再将各种试剂分别滴于各挥发油样品斑点上，观察颜色变化，并推测该挥发油可能含哪类成分。

表 8-3　薄层点滴反应

试　剂	1	2	3	4	5	6
八角茴香油						
桂皮油						
丁香油						
松节油						
薄荷油						
樟脑油						
空白对照						

注：1. 三氯化铁试剂；2. 溴甲酚蓝试剂；3. 氨性硝酸银；4. 碱性高锰酸钾试剂；5. 2,4-二硝基苯肼；6. 香草醛-60％硫酸试剂。

③ 单向二次展开薄层色谱　取硅胶 G 薄层板 1 块（6cm×14cm），在距底边 1.5cm 及 8cm 处分别用铅笔画出起始线和终线。点样后，先在石油醚-乙酸乙酯（85∶15）展开剂中展开，至薄板终线时取出，挥去展开剂后再放入石油醚中展开，至接近薄板顶端时取出，挥去展开剂，用香草醛-60％硫酸试剂显色，仔细观察斑点的位置、数量，推测每种样品中可能含有化学成分的数目和类型。

5. 操作说明及注意事项

① 蒸馏收集液，需待完全分层后，方可分出油层，注意油层尽量不留水分。

② 进行单向二次展开时，一般先用极性较大的展开剂展开分离效果好。第二次展开前应等第一次展开剂挥干，否则两次展开剂混合极性会改变，影响展开结果。

③ 挥发油易挥发散失，在进行点滴反应时，操作应迅速。

二、丁香挥发油的提取及检识

1. 目的要求

① 学会用挥发油测定器测定挥发油含量。

② 熟悉双向薄层色谱检识挥发油的方法。

2. 操作原理

桃金娘科植物丁香的花蕾，含挥发油可达 16％～19％，相对密度 1.038～1.060。其中主要成分为丁香酚，占 80％以上，是一种油状液体，沸点 255℃，几乎不溶于水，与乙醇、三氯甲烷、乙醚混溶。此外还含 β-丁香烯、乙酰丁香酚。

丁香酚　　　　　　　β-丁香烯

丁香油具有挥发油的通性，故可用水蒸气蒸馏法提取。采用挥发油含量测定器提取挥发油，并测定其含量。为了使挥发油中各成分能在同一块薄层板上进行分离，除了可采用单向二次展开外，还可采用双向展开色谱法。

3. 主要仪器试剂

挥发油测定器；色谱缸；硅胶 G 薄层板（10cm×10cm）。丁香或桂皮；二甲苯；石油醚；石油醚-乙酸乙酯（85：15）；香草醛-浓硫酸试剂。

4. 操作方法

（1）提取和含量测定　取水 300ml，玻璃珠数粒，置烧瓶中，连接挥发油测定器，自测定器上端加水使充满刻度部分，并溢流入烧瓶止。用移液管加入二甲苯 1ml，然后连接冷凝管，将瓶内容物加热至沸，蒸馏 30min 后，停止加热，放置 15min 以上，读取二甲苯的体积。取丁香粗粉 15g 准确称重，置烧瓶内，连接好仪器，并检查各磨口处不得漏气，继续加热提取挥发油，至测定管中油量不再增加，停止加热，放置 1h 后，读取油层的体积，减去二甲苯的量，即为挥发油的量。再换算成供试品中含挥发油的百分含量（ml/g）。

（2）双向展开薄层检识　取 10cm×10cm 硅胶 G 板 1 块，在沿起始线的右测 1.5cm 处点样（只点一种挥发油），先在石油醚中展开，展至前沿时取出，挥干溶剂，再将薄层板调转 90°，置石油醚-乙酸乙酯（85：15）中做第二方向展开，展至前沿取出，挥干溶剂，用香草醛-浓硫酸显色，观察各斑点的成分、类型。

5. 操作说明及注意事项

① 采用挥发油测定器测定挥发油含量时，取用药材量应使蒸出的挥发油不少于 0.5 ml 为宜，否则误差太大。

② 测定相对密度大于 1.0 的挥发油含量时，也可用相对密度大于 1.0 的挥发油测定器直接测定。

③ 双向色谱时一次只能点一个样品（一个样点），如同时点两个以上样品，经过双向展开和显色后，往往因出现的斑点较多，难以判断各斑点的归属。

思　考　题

1. 萜类化合物的含义和分类根据是什么？
2. 了解青蒿素的性质与提取分离。
3. 挥发油的含义和组成是什么？
4. 挥发油的性质有哪些？
5. 挥发油的初步鉴定有哪些？
6. 提取挥发油的方法有哪些？
7. 薄荷油的主要成分是什么？是如何提取的？

（王　勇）

第九章　强心苷类化合物

第一节　概　　述

强心苷是由强心苷元和糖缩合而生成的一类苷，是自然界中存在的一类对心脏具有显著生理作用的苷类，是目前临床上应用的主要强心药物。

强心苷存在于许多植物中，已发现 200 多种强心苷存在于十几个科的几百种植物中。特别以玄参科、萝藦科、夹竹桃科、百合科、十字花科、卫矛科、桑科、豆科、毛茛科等植物中较普遍。例如

夹竹桃科：黄花夹竹桃、羊角拗、毒毛旋花、罗布麻等；

玄参科：紫花洋地黄、毛花洋地黄等；

百合科：铃兰、海葱、万年青等；

十字花科：糖芥。

第二节　强心苷的结构

强心苷结构比较复杂，是由强心苷元与糖两部分构成的。

1. 强心苷元部分

天然的强心苷元是 C_{17} 侧链为不饱和内酯环的甾体化合物，甾体母核的结构是环戊烷并多氢菲。

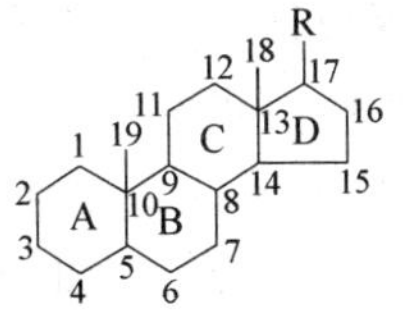

R 为五元或六元不饱和内酯环强心苷元（甾体母核）

强心苷的甾体母核的空间排列（立体结构）及取代基有以下几点。

① 4 个环的稠合方式与甾醇不同，B/C 环都是反式，C/D 环都是顺式，A/B 环两种稠合方式都有，以顺式稠合较多。

② C_3 和 C_{14} 位上都有羟基。几乎都是 C_3 羟基与糖结合成苷。

③ C_1、C_{11}、C_{12}、C_{16} 位有时为羟基或羰基取代。C_{16} 位羟基还可能与不同脂肪酸等结合成酯。

④ 甾体母核内有时有双键，一般在 C_4、C_5 位与 C_5、C_6 位。

⑤ C_{10}、C_{13} 和 C_{17} 位上有 3 个侧链。C_{10} 位上多为甲基，也可能是羟甲基和醛基，C_{13} 位上都是甲基，C_{17} 位上的侧链为不饱和内酯环，根据内酯环的不同，将强心苷元分成两类，是五元不饱和内酯环的称为甲型强心苷元，其母核称为强心甾。是六元不饱和内酯环的称为乙型强心苷元，其母核称为海葱甾或蟾酥甾。两者基本结构为：

甲型强心苷元　　　　　　　　　　乙型强心苷元

2. 糖的部分

强心苷中结合的糖除常见的 D-葡萄糖、L-鼠李糖外，还有一些特殊的糖，如 6-脱氧糖甲醚（D-洋地黄糖）、2,6-二脱氧糖（D-洋地黄毒糖）及 2,6-二脱氧糖甲醚（L-夹竹桃糖）等。到目前已发现与强心苷元结合的糖，包括糖的衍生物已有 30 多种，这些糖绝大多数以低聚糖的形式与 C_3 位上羟基缩合生成强心苷，有的可达 5 个糖分子。按糖的种类和连接方式不同，强心苷可分为

Ⅰ型：强心苷元 C_3-O-(2,6-二脱氧糖)$_x$(D-葡萄糖)$_y$，如紫花洋地黄苷甲；

Ⅱ型：强心苷元 C_3-O-(6-脱氧糖)$_x$(D-葡萄糖)$_y$，如 黄花夹竹桃苷甲；

Ⅲ型：强心苷元 C_3-O-(D-葡萄糖)$_x$，如乌沙苷。

多数强心苷属于Ⅰ型或Ⅱ型，少数为Ⅲ型。近年来，已发现少数强心苷的苷元与 4,6-二脱氧六碳醛糖酮等缩合成苷。

第三节　强心苷的性质

1. 性状

强心苷类多为无色结晶或无定形粉末，味苦，对黏膜有刺激性。

2. 溶解性

强心苷类可溶于水，丙酮及醇类等极性较大的有机溶剂，略溶于乙酸乙酯、含醇三氯甲烷，不溶于苯、乙醚、石油醚等极性小的有机溶剂。其溶解度因糖分子数目、种类及苷元上亲水性基团的多少而有较大差别。一般情况是多糖苷水溶性比单糖苷大，但要注意糖的种类，含有脱氧糖并较多时，则具有较强的亲脂性。此外，还要注意其苷元上的羟基数目，如乌本苷是单糖苷，但整个分子结构中有 8 个羟基，则水溶性大（1∶75），难溶于三氯甲烷。洋地黄毒素是三糖苷，但分子结构中只有 8 个羟基，三分子糖又都是洋地黄毒糖（2,6-二脱氧糖），故在水中溶解度小（1∶100000），易溶于三氯甲烷（1∶40）。如果强心苷分子中羟基数相同，其溶解性也有差别。要考虑羟基位置（分子内氢键）。多数原生苷比次生苷水溶性大，强心苷元一般难溶于水，而易溶于三氯甲烷中。

3. 水解性

强心苷的苷键能被酸、酶水解，若分子结构中有酯键，还可以被碱水解。因强心苷中糖的结构不同，所以水解难易也不同，水解产物也不同。

（1）酶水解　酶水解有选择性（专属性），不同种类的酶作用于不同类型的苷键。一般情况，植物中苷与酶共存，含强心苷类植物中的酶，其水解部位主要是使 D-葡萄糖脱离。但无水解脱氧糖的酶存在，例如紫花洋地黄中存在的酶，称紫花苷酶，只能使紫花洋地黄苷 A 和 B 脱去一分子葡萄糖，生成洋地黄毒苷和羟基洋地黄毒苷。

（2）酸水解

① 温和的酸水解　用稀酸（0.02～0.05mol/L HCl 或 H_2SO_4）在含水醇中经短时间（半小时至数小时）加热回流，可使Ⅰ型强心苷水解成苷元和糖。该条件下的水解，对苷元影响小，不致引起脱水等结构变化，但不能使脱氧糖和葡萄糖之间的糖苷键断裂，因此得到苷元和单糖、双糖和叁糖。温和的酸水解不能使Ⅱ型、Ⅲ型强心苷水解。

② 强烈的酸水解　用高浓度（3％～5％）的酸，延长水解时间或同时加压，才能水解脱去糖得到定量的葡萄糖，但常引起苷元的变化，使失去一分子或数分子水形成缩水苷元。

4. 与碱作用

强心苷分子中有酰基、内酯环，与碱作用可水解或裂解。强心苷元上常有酰基，一般可用碱（碳酸氢钠、碳酸氢钾、氢氧化钙）处理使酯键水解脱去酰基，而不影响内酯环。氢氧化钠作用太强，能使内酯环遭到破坏，故不常用。强心苷中有内酯环，在其水溶液中加入强碱（氢氧化钠、氢氧化钾），则内酯环开裂，但酸化后又环合。如用醇性强碱液，则强心苷的内酯环异构化，这种变化是不可逆的，酸化后不能复原。甲型强心苷是通过内酯环的质子转移，双键转位及分子间的 C_{14} 羟基质子对 C_{20} 位亲电加成作用而生成异构化苷，在碱的作用下，内酯环开裂，形成开链型异构化苷。若有 C_{16}-OH，则可形成 16-环氧衍生物、22-环氧衍生物。乙型强心苷在醇性强碱液中内酯环开裂生成酯，再脱水生成异构化苷或苷元。

第四节　强心苷的初步鉴定

1. 强心苷中甾体母核的显色反应

甾体母核中有共轭作用的不饱和双键，或在试剂作用下能产生共轭作用的不饱和双键，具有下述呈色反应。

（1）浓硫酸-醋酐反应　将试样溶于三氯甲烷中，加冰冷的浓硫酸-醋酐（1∶20）混合液数滴，则反应液呈黄→红→蓝→绿等变化。最后褪色。

（2）冰醋酸-乙酰氯反应　将试样溶于冰醋酸中，加无水氯化锌少许加热，则反应呈紫红→蓝→绿色的变化。

（3）三氯甲烷-浓硫酸反应　将试样溶于三氯甲烷，沿管壁加入等量浓 H_2SO_4 振摇，静置，则三氯甲烷层显血红色或青色，硫酸层有绿色荧光。

（4）三氯醋酸反应　将试样溶于三氯甲烷中加三氯醋酸试剂，在紫外灯下观察可呈蓝色等荧光。

（5）三氯化锑反应　将试样溶于三氯甲烷中，加数滴三氯化锑三氯甲烷溶液，呈红色。或将试样的醇溶液滴在滤纸上，喷 20％三氯化锑三氯甲烷溶液，于 70～100℃加热 4min 左右，在紫外灯下观察呈蓝色或灰蓝色荧光。

2. 强心苷元上五元不饱和内酯环的显色反应

五元不饱和内酯环在碱性醇溶液中，双键转位，生成 C_{22} 位活性次甲基，能与活性次甲试剂作用而呈色，而乙型强心苷无此反应。

（1）亚硝酰铁氰化钠反应　取试样 1～2mg 溶于吡啶中，加 1 滴 3％亚硝酰铁氰化钠溶液，滴加 10％氢氧化钠，反应液呈深红色，放置渐渐褪去。

（2）间二硝基苯反应　将试样溶于 95％乙醇中，加入间二硝基苯的无水乙醇试剂，再加入 20％氢氧化钠试剂，阴暗处 0℃冷却 5min，则呈紫红色，易褪色。

（3）3,5-二硝基苯甲酸反应　取试样溶于甲醇或乙醇液中，滴加 3,5-二硝基苯甲酸氢氧化钠试剂 3～4 滴，呈红色或紫红色。

（4）碱性苦味酸钠反应　取试样溶于乙醇液中，加入碱性苦味酸钠试剂数滴，呈橙色或橙红色，该反应较慢，有时需放置 15min 后才显色。

3. 2-脱氧糖的显色反应

（1）三氯化铁冰醋酸反应　取试样 1mg 溶于 5ml 冰醋酸中，加入 1 滴 20％三氯化铁水溶液，沿壁再加入 5ml 浓硫酸，分两层。如有 2-脱氧糖，则醋酸层渐显美丽的天蓝色。界面的颜色因浓硫酸对苷元所引起的作用，渐渐扩散至下层的硫酸层，其颜色随苷元的羟基、双键的位置和个数不同而有差异，如洋地黄毒苷元呈草绿色，羟基洋地黄苷元呈洋红色，异羟基洋地黄毒苷元呈黄棕色。放置久后因碳化而转为暗色。该反应是 2-脱氧糖的特征反应，对游离的 2-脱氧糖或在此条件下能水解出 2-脱氧糖的强心苷，都能呈色。若 2-脱氧糖与其他糖连接则不呈色，并非没有 2-脱氧糖，只是在此条件下难以水解出 2-脱氧糖。若 2-脱氧糖乙酰化也不呈色。

（2）呫吨氢醇反应　取试样固体少许。加 1ml 呫吨氢醇试剂（呫吨氢醇 10mg 溶于100ml 冰醋酸中，加入 1ml 浓硫酸），置水浴上加热 3min，只要有 2-脱氧糖。就呈红色。

（3）对-二甲氨基苯甲醛反应　取试样溶于乙醇中，滴在滤纸上，干燥后，喷对二甲氨基苯甲醛试剂，于 90℃加热 30min，有 2-脱氧糖，则呈灰红色斑点。

（4）过碘酸-对硝基苯胺反应　过碘酸能使强心苷分子中的 2-脱氧糖氧化生成丙二醛，再与对硝基苯胺试剂反应呈黄色。该显色反应也可作为薄层色谱和纸色谱的显色。

4. 色谱检识

（1）纸色谱

① 弱极性强心苷及苷元。

固定相：滤纸预先用甲酰胺或 5％甲醇浸渍数分钟。

移动相：苯、甲苯、三氯甲烷、乙酸乙酯、二甲苯、丙酮等有机溶剂及水的混合液。

② 强极性强心苷及苷元。

固定相：水（滤纸）。

移动相：水饱和的丁酮，丁醇-甲苯-水（4∶6∶1），三氯甲烷-甲醇-水（10∶2∶5）或（10∶4∶5）

纸色谱后，观察色斑或荧光，喷显色剂显色，再看荧光。计算比移值（R_f 值）。如用甲酰胺作固定相及层析滤纸用 1∶4 的甲酰胺丙酮液浸后，用普通滤纸吸掉过多的甲酰胺，风干后可用，取样品液点样，用二甲苯-丁酮（1∶1）（强心苷元）或三氯甲烷-四氢呋喃-甲酰胺（50∶50∶6.5）（强心苷）展开，显色剂为 3,5-二硝基苯甲酸试剂，比移值见表 9-1。

表 9-1　一些强心苷元及苷的纸色谱比移值

展 开 剂	甲苯-丁酮（1∶1）	三氯甲烷-四氢呋喃-甲酰胺（50∶50∶6.5）	展 开 剂	甲苯-丁酮（1∶1）	三氯甲烷-四氢呋喃-甲酰胺（50∶50∶6.5）
羟基洋地黄毒苷元	0.42		洋地黄毒苷吉他洛苷	0.69	
异羟基洋地黄毒苷元	0.32		吉他洛苷	0.55	
吉他洛苷元	0.68		紫花洋地黄苷甲		0.50
羟基洋地黄毒苷	0.29		紫花洋地黄苷乙		0.19
异羟基洋地黄苷	0.16		毛紫花洋地黄苷甲		0.85

（2）薄层色谱　强心苷的薄层色谱比分配薄层的分离效果较好。常用的支持剂有硅藻土、纤维素和硅胶 G。常用的固定相是甲酰胺，也用乙二醇、二甲基甲酰胺等。展开剂有三氯甲烷（甲酰胺饱和）、三氯甲烷-丙酮（4∶1）、乙酸乙酯-吡啶-水（50∶10∶40）、三氯甲烷-正乙醇（9∶1）等。

对极性较强的强心苷分离效果较好。对于亲脂性强的强心苷也用氧化铝（中性）吸附薄层。纸色谱或薄层色谱常用活性次甲基试剂或三氯醋酸-氯胺 T 试剂显色。但这些试剂需新配制。

第五节　强心苷的提取

植物中所含强心苷比较复杂。含量都比较低，总苷一般都在 1％以下，强心苷本身毒性较大，临床上多以注射剂用于急救，在纯度上要求严格，从植物中提取分离单一的强心苷是比较困难的，这是因为多数强心苷是多糖苷，常与糖类、皂苷、色素、鞣质等共存，这些成分的存在往往影响或改变强心苷在许多溶剂中的溶解度；同一植物中往往含有几种甚至几十种结构相似的强心苷；新鲜原料中同时存在能水解强心苷的酶，保存或提取时均可促使强心苷发生酶水解，而产生次生苷，增加了成分的复杂性，要提取原生强心苷，必须抑制酶的活性。原料采收后应尽快在 50～60℃通风快速干燥，如提取次生强心苷，可利用酶的活性，进行酶水解（25～40℃）得到次生强心苷；强心苷不稳定，在提取过程中，经加热或受酸、碱的作用，很易发生水解、脱水和异构化等反应。因此提取时要注意控制适当的温度、酸碱度和酶的活性。

1. 原生强心苷的提取

提取原生强心苷时最好用新鲜植物原料，植物中苷酶共存，需要破坏或抑制酶的活性，一般可用 70％以上的乙醇作提取溶剂可以破坏酶的活性。新鲜药材要经过 60℃以下温度烘干或晒干，磨成粗粉用 70％～80％热乙醇加热提取，提取液减压浓缩后，加水过滤。滤液再去杂质。除去杂质的方法常有以下几种。

（1）溶剂法　原料含脂类杂质多时，一般先进行脱脂再提取，提取液用石油醚、苯等萃取。除去亲脂性杂质。水液用三氯甲烷和甲醇混合液萃取，提出强心苷，亲水性杂质则留在水层弃去。原料若为地上部分，含叶绿素多，提取液浓缩，保留适量浓度的醇，放置使叶绿素等脂溶性杂质成胶状沉淀析出，过滤除去。

（2）铅盐法　铅盐法是一种比较有效地除去杂质方法。提取液先用石油醚除去叶绿素、油脂等杂质，然后加饱和醋酸铅水溶液，使三萜皂苷、鞣质、色素等杂质沉淀，过滤除去。滤液中加乙醇或 50％乙醇溶液，用饱和硫酸钠水溶液、稀硫酸或通硫化氢气体脱铅，过滤，滤液浓缩至小体积后，静置，有总强心苷析出。

（3）吸附法　强心苷稀醇提取液通过活性炭可除去叶绿素等脂溶性杂质。通过 Al_2O_3，提取液中的糖类、水溶性色素、皂苷等可被吸附除去。

2. 次生强心苷的提取

一般先利用植物中的酶进行水解，再提取。即将植物粗粉加等量水搅匀湿润后，在 30～40℃保持 12h 以上，进行酶水解，产生次生强心苷，然后用乙酸乙酯或乙醇溶液按上述提取原生强心苷方法提取次生强心苷。

第六节 强心苷类化合物的实例

1. 毛花洋地黄中的强心苷

玄参科植物洋地黄属植物毛花洋地黄叶含有强心苷的种类很多，在 32 种以上。由 5 种苷元（洋地黄毒苷元、羟基洋地黄毒苷元、吉他洛苷元、异羟基洋地黄毒苷元和双羟基洋地黄毒苷元）与不同的糖缩合而成的。有一些苷的分子中还含有乙酰基，原生苷有毛花洋地黄苷甲、毛花洋地黄苷乙、毛花洋地黄苷丙、毛花洋地黄苷丁、毛花洋地黄苷戊，它们的分子结构如下。

洋地黄毒苷元：$R_1 = R_2 = H$

羟基洋地黄毒苷元：$R_1 = OH$，$R_2 = H$

异羟基洋地黄毒苷元：$R_1 = H$，$R_2 = OH$

双羟基洋地黄毒苷元：$R_1 = R_2 = OH$

吉他洛苷元：$R_1 = O-\overset{\displaystyle O}{\overset{\|}{C}}-H$，$R_2 = H$

洋地黄毒苷：$R_1 = R_2 = H$，$R_3 = OH$

羟基洋地黄毒苷：$R_1 = OH$，$R_2 = H$，$R_3 = OH$

异羟基洋地黄毒苷：$R_1 = H$，$R_2 = R_3 = OH$（狄戈辛）

双羟基洋地黄毒苷：$R_1 = R_2 = R_3 = OH$

吉他洛苷：$R_1 = O-\overset{\displaystyle O}{\overset{\|}{C}}-H$，$R_2 = H$，$R_3 = OH$

毛花洋地黄苷甲：$R_1 = R_2 = H$，$R_3 = O-\overset{\displaystyle O}{\overset{\|}{C}}-CH_3$

毛花洋地黄苷乙：$R_1 = OH$，$R_2 = H$，$R_3 = O-\overset{\displaystyle O}{\overset{\|}{C}}-CH_3$

毛花洋地黄苷丙：$R_1 = H$，$R_2 = OH$，$R_3 = O-\overset{\displaystyle O}{\overset{\|}{C}}-CH_3$

毛花洋地黄苷丁：$R_1 = R_2 = OH$，$R_3 = O-\overset{\displaystyle O}{\overset{\|}{C}}-CH_3$

毛花洋地黄苷戊：$R_1 = O-\overset{\displaystyle O}{\overset{\|}{C}}-H$，$R_2 = H$，$R_3 = O-\overset{\displaystyle O}{\overset{\|}{C}}-CH_3$

在毛花洋地黄叶中，以毛花洋地黄苷甲、毛花洋地黄苷乙及毛花洋地黄苷丙的含量最高，其中苷丙的含量占总苷的 $20\%\sim30\%$，它是毛花洋地黄叶中特有的成分，也是主要的有效成分。提取苷丙时，如用碱处理，水解除去乙酰洋地黄毒糖上的乙酰基，则得到去乙酰毛花苷丙（商品名为西地兰），是一个去乙酰基的原生苷。苷丙如被毛花洋地黄苷酶水解后，除去一分子葡萄糖，再用碱水脱去乙酰基得异羟基洋地黄毒苷（又称狄戈辛），它是一种次级苷。

（1）去乙酰毛花苷丙（西地兰）的性质　去乙酰毛花苷丙为白色结晶性粉末，无臭，味苦。熔点 265～268℃，$[\alpha]_D^{20}$ 为 7°～10°（无水吡啶），溶于甲醇（1∶200），微溶于乙醇（1∶2500）、水（1∶500），不溶于乙醚，在三氯甲烷中溶解很少。

（2）狄戈辛的性质　狄戈辛是异羟基洋地黄毒苷，为白色结晶或结晶性粉末。熔点 235～245℃（分解），无臭，味苦。溶于稀乙醇、吡啶或三氯甲烷与乙醇的混合液中。几不溶于水、乙醚、丙酮、乙酸乙酯、三氯甲烷，在 80% 乙醇中的溶解度比羟基洋地黄毒苷大。

2. 黄花夹竹桃中的强心苷

黄花夹竹桃为夹竹桃科植物，果仁中含有 8%～10% 的强心成分。

（1）结构与性质　由黄花夹竹桃果仁中分离出的 2 种一级苷称为黄花夹竹桃苷甲，熔点 190～192℃，在果仁中约含 1.26%，其苷元为坎诺苷元。黄花夹竹桃苷乙，熔点 190～195℃，在果仁中约含 2.04%，其苷元为洋地黄毒苷元。

将脱脂的黄花夹竹桃果仁经过酶解，则可分离出 5 种次级苷，即为黄花夹竹桃次苷甲，熔点 145～147℃/163～167℃，黄花夹竹桃次苷乙，熔点 203～207℃，黄花夹竹桃次苷丙，熔点 239～240℃，黄花夹竹桃次苷丁，熔点 168～170℃，单乙酰黄花夹竹桃次苷乙，熔点 215～218℃。

黄花夹竹桃苷甲、黄花夹竹桃苷乙为水溶性强心苷，亲脂性弱。黄花夹竹桃果仁经过发酵后分离出的次级苷，亲脂性强，比原生苷效价高几倍，总次级苷有称黄夹苷（商品称强心灵）。

黄夹苷为白色结晶性粉末，无臭，味极苦，有黏膜刺激作用。易溶于甲醇、丙酮，微溶于乙醚及水，不溶于苯及石油醚。黄花苷可注射也可口服，作用迅速，蓄积作用和副作用较小。适用于各种器质性心脏病引起的心力衰竭，对高血压冠状动脉硬化性心脏病引起的心力衰竭，特别对左心衰竭疗效较为显著。

（2）黄夹苷的提取

【提取流程】

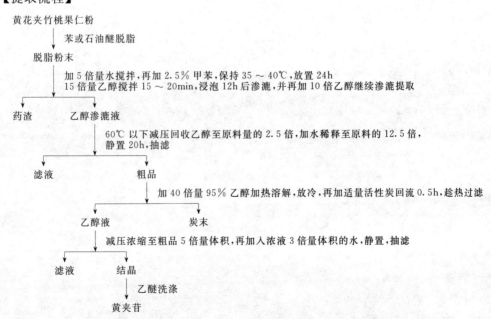

黄花夹竹桃果仁粉
　　↓ 苯或石油醚脱脂
脱脂粉末
　　↓ 加 5 倍量水搅拌，再加 2.5% 甲苯，保持 35～40℃，放置 24h
　　　 15 倍量乙醇搅拌 15～20min，浸泡 12h 后渗漉，并再加 10 倍乙醇继续渗漉提取
药渣　　乙醇渗漉液
　　　　　↓ 60℃ 以下减压回收乙醇至原料量的 2.5 倍，加水稀释至原料的 12.5 倍，静置 20h，抽滤
滤液　　粗品
　　　　　↓ 加 40 倍量 95% 乙醇加热溶解，放冷，再加适量活性炭回流 0.5h，趁热过滤
乙醇液　　炭末
　　↓ 减压浓缩至粗品 5 倍量体积，再加入浓液 3 倍量体积的水，静置，抽滤
滤液　　结晶
　　　　　↓ 乙醚洗涤
　　　　　黄夹苷

【流程说明】

① 提取过程中加入甲苯，防止在放置时杂菌生长。

② 脱脂后的果仁粉，加入 95％乙醇渗漉，总次级苷即可溶出。回收乙醇后加水，总次级苷可析出，如此用乙醇-水反复处理重结晶一次即可得总次级苷。

思 考 题

1. 强心苷的含义是什么？
2. 甲型强心苷元与乙型强心苷元是如何区分的？
3. 了解强心苷的酶水解。
4. 强心苷与碱作用的内容有哪些？
5. 如何鉴别甲型强心苷和乙型强心苷？如何检识强心苷中是否含有 2,6-脱氧糖？

（王 勇）

第十章　皂苷类化合物

第一节　概　述

皂苷是广泛存在于植物界的一类结构较复杂的化合物，它的水溶液振摇时产生大量持久的似肥皂样的泡沫，故称皂苷。皂苷有减低水溶液表面张力的作用，是很好的表面活性剂，可乳化油脂，可用作去垢剂。人们用来洗衣服的皂荚、无患子都含有大量皂苷。

皂苷广泛存在于植物体中，尤以石竹科、无患子科、薯蓣科、远志科、天南星科、百合科和玄参科等中的某些属植物中含量最多，许多中药如穿山龙、黄姜、知母、人参、甘草、柴胡、远志和桔梗等中都含有皂苷。具有一定的生物活性，如甘草酸有祛痰、止咳作用，远志皂苷能镇咳祛痰，也有镇静作用。有的皂苷的生物活性是多方面的，如柴胡皂苷有镇静、止痛、解热、镇咳和消炎作用。个别皂苷具有特殊的生理作用，如甘草酸分子含有甘草次酸为其皂苷元，它是具有促肾上皮质激素样作用。一些甾体皂苷元，如薯蓣皂苷元、海柯皂苷元等是制药工业合成甾体激素的原料。不少中草药含有的皂苷结构和生理活性还不大清楚，有待于进一步研究。

第二节　皂苷的结构

根据已知皂苷元的结构，可把皂苷分为两大类：一类为甾体皂苷，一类为三萜皂苷。三萜皂苷又分为四环三萜皂苷和五环三萜皂苷，五环三萜皂苷为多见。

1. 甾体皂苷

甾体皂苷的皂苷元都是含有 27 个碳原子的甾体衍生物。其基本骨架主要有螺旋甾烷和异螺旋甾烷。

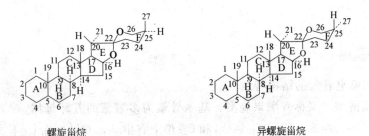

螺旋甾烷　　　　　　　　　　　　　异螺旋甾烷

甾体皂苷元的结构具有以下特点。

① 分子中含有 A、B、C、D、E 和 F 6 个环，A、B、C、D 环具有环戊烷并多氢菲的基本母核。C_{17}位侧链上的 C_{22} 与 C_{16} 位通过氧原子形成五元含氧环（E 环）。C_{22} 是 E 环与 F 环共用的碳原子（该原子为螺原子），以螺缩酮的形式相连。共同构成了螺旋甾烷的基本骨架。

② 甾体皂苷元结构中 A/B 环有顺式和反式，B/C 环和 C/D 环均为反式。

③ 甾体皂苷元分子中含有多个羟基，C_3 位上的羟基常与糖结合成苷。

④ 甾体皂苷元不含羧基，呈中性，故甾体皂苷又称中性皂苷。

⑤ 甾体皂苷元分子中的 F 环 C_{25} 上甲基为 a 键时，是 L-型的衍生物称为螺甾烷，C_{25} 上甲基为 e 键时，是 D-型的衍生物称为异螺旋甾烷。

2. 三萜皂苷

三萜皂苷在自然界的分布比甾体皂苷广泛，种类也比较多。该类皂苷的苷元是由 30 个碳原子组成的三萜类衍生物，多是 C_3 位羟基与糖相结合也有在 C_2、C_3 或 C_{29} 位羟基与糖相连。根据苷元的结构可分为五环三萜和四环三萜两大类。五环三萜又包括 β-香树脂醇型、α-香树脂醇型和羽扇豆醇型 3 种类型。

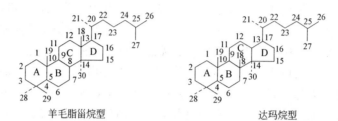

羊毛脂甾烷型　　　　　　　达玛烷型

（1）四环三萜皂苷元的结构特点　皂苷元由 30 个碳原子组成，其骨架与甾体相似，多具有环戊烷并多氢菲的基本母核，其碳原子编号与甾类化合物相同。在 C_{17} 位有 8 个碳原子的侧链，母核上有 5 个甲基，C_{10} 位上有甲基，C_{14} 位上有甲基，C_4 位上有 2 个甲基，C_8 位或 C_{13} 位上有甲基。到目前发现四环三萜皂苷元的基本结构有羊毛脂甾烷型和达玛烷型。

① 羊毛脂甾烷型结构，A/B、B/C、C/D 环为反式，C_{10}、C_{13}、C_{14} 位上有甲基。C_{17} 位上侧链为 β-型。C_{20} 位为 R 构型。

② 达玛烷型结构，C_8 位上有甲基，C_{13} 位上有 β-氢。

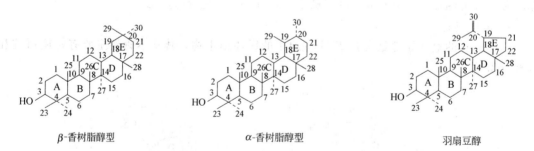

β-香树脂醇型　　　　　　α-香树脂醇型　　　　　　羽扇豆醇

（2）五环三萜皂苷元的结构特点

① β-香树脂醇型　又称齐墩果烷型。基本骨架为多氢蓁的五环母体。A/B、B/C、C/D 环为反式，D/E 环为顺式。C_8、C_{10}、C_{14} 和 C_{17} 位上有甲基，双键多在 C_{11} 位或 C_{12} 位，羰基多在 C_{11} 位上，羧基常在 C_{24}、C_{28} 和 C_{30} 位上，一般 C_3 位上羟基与糖结合成苷。

② α-香树脂醇型　又称乌苏烷型。与上述 β 型的区别只是 E 环上 C_{29} 位的位置在 C_{19} 位取代。

③ 羽扇豆烷型　与上述 β 型的区别，只是 E 环为五元环，C_{19} 位上连有异丙烯基。五环三萜皂苷上常有羧基，呈酸性，故也称之为酸性皂苷，在中草药中常与钙、镁、钾等离子结合成盐而存在。

第三节　皂苷的性质

1. 性状

皂苷分子大，不易结晶，多为白色或乳白色无定形粉末，少为晶体，多具有吸湿性，皂苷多味苦而辛辣，对黏膜有一定刺激作用，尤其是鼻内黏膜最灵敏，吸入鼻内能引起喷嚏，个别皂苷有甜味，且刺激性很弱。

2. 溶解性

一般可溶于水，易溶于热水、含水稀醇、热甲醇和乙醇中，难溶于乙醚、苯、石油醚等极性小的有机溶剂。皂苷在含水丁醇或戊醇中溶解度较好，且又能与水分成二相，故常用此性质从皂苷水提取液中，用正丁醇或戊醇进行萃取，从而与糖、蛋白质等亲水性杂质分离。

皂苷水解为次级皂苷后，在水中溶解度降低，而易溶于中等极性的溶剂如醇、丙酮、乙酸乙酯等中。水解后的皂苷元不溶于水，而易溶于苯、乙醚、三氯甲烷及石油醚等亲脂性有机溶剂中。

3. 水解性

皂苷具有苷的性质可被酶水解生成次级皂苷和糖或皂苷元和糖，酸水解成皂苷元和糖。

4. 溶血作用

皂苷的水溶液大多能破坏红细胞而有溶血作用，如将其制成水溶液注射入静脉中，低浓度水溶液就能产生溶血作用，毒性极大，故通常称皂苷为皂毒类。肌内注射易引起肌肉坏死，而口服则无溶血作用。可能与它在胃肠道中不被吸收有关。皂苷溶血作用强弱不同，可用溶血指数表示。溶血指数是指在一定条件下能使血中红细胞完全溶解的最低溶血浓度。如甘草皂苷的溶血指数为 1：40000。薯蓣皂苷的溶血指数为 1：400000。这样，从某药材浸液及提纯皂苷溶液的溶血指数上，可推算出样品中所含皂苷的大约含量。

如中草药浸出液测得的溶血指数为 1：100000，而标准皂苷的溶血指数为 1：10000000，则中药中皂苷含量约为 1％。皂苷溶血原因是它能与胆甾醇结合生成水不溶性的分子复合物。在细胞壁上的胆甾醇与皂苷结合，生成不溶于水的复合物沉淀，破坏了红细胞的正常渗透，使细胞内渗透增加发生崩解从而导致溶血现象。有一些皂苷没有溶血现象（如人参总苷）。但是有些非皂苷成分如萜类、胶类、挥发油等也有溶血作用。要判断是否由皂苷引起溶血，除进一步提纯再检查外，还要结合胆甾醇沉淀法，如果沉淀后滤液无溶血现象，而沉淀与分解后有溶血现象，证明溶血现象确是皂苷引起的。溶血试验，将皂苷配成 1％水溶液，滴一滴到滤纸上，干燥后，喷血细胞试液，数分钟后，可观察到红色背底中出现白色或淡黄色斑点，说明皂苷破坏了红细胞而失去红色。血细胞试液：羊血或兔血一份，玻璃棒搅和除去凝集的血蛋白，加 pH 值为 7.4 的磷酸盐缓冲液 7 份即得。

5. 酸碱性

大多数甾体皂苷属于中性皂苷，与强心苷共存的皂苷几乎都是中性皂苷。多数三萜皂苷分子中带有羧基，呈酸性，故也称之为酸性皂苷。

6. 沉淀作用

皂苷水溶液可与一些金属盐类如铅盐、钡盐、铜盐等产生沉淀。酸性皂苷的水溶液加入硫酸铵、硫酸铅或其他中性盐类则产生沉淀。中性皂苷的水溶液中加入碱式醋酸铅或氢氧化钡等碱性盐类才能产生沉淀。利用这一性质可进行提取、分离。

7. 表面活性

皂苷有降低水溶液表面张力的作用。皂苷水溶液经强烈振摇后能产生大量而持久的泡沫，且不因加热而消失，可区别蛋白质水液产生的泡沫。皂苷有乳化剂的作用，即皂苷和脂肪油与水共研时能生成乳剂，所以皂苷可代肥皂用作去垢剂、乳化剂。要注意有些皂苷没有或微有产生泡沫的性质，如甘草酸、K-皂苷、薯蓣皂苷等。另外，皂苷水溶液产生的泡沫情况，还与 pH 值有关，利用这一性质可区别甾体皂苷和三萜皂苷。

第四节　皂苷的初步鉴定

1. 泡沫试验

取中草药粉末 1g，加水 10ml，煮沸 10min 后，将滤液于试管内强烈振摇，如产生大量持久性（15min 以上）泡沫，即水液中有皂苷。含蛋白质、黏液质水溶液所产生的泡沫很快消失。取两支试管，一管加入 0.1mol/L 盐酸溶液 5ml，另一管加入 0.1mol/L 氢氧化钠 5ml。再各加入中药水溶液，使酸管 pH 值为 1，碱管 pH 值为 13，强烈振摇，若两管泡沫高度相同，则中药水液中有三萜皂苷。若两管泡沫高度相差数倍，则有甾体皂苷。

2. 溶血试验

取试样配成 1% 水溶液，滴一滴于滤纸上，干燥后喷雾血细胞溶液，数分钟后可看到暗红色背底中出现白色或淡黄色斑点，说明有皂苷存在。结合胆甾醇沉淀法，沉淀后的滤液无溶血现象，再将沉淀分解后又有溶血现象，说明确有皂苷存在。

3. 显色反应

（1）醋酐-浓硫酸反应　取少量试样溶于醋酐中，加醋酐-浓硫酸试剂。观察颜色一般由黄色转成红色、紫色、蓝色或绿色。最后是绿色的为甾体皂苷。最后只能转变为红色、紫色或蓝色，而不是绿色的为三萜皂苷。

（2）三氯甲烷-浓硫酸反应　试样溶于三氯甲烷中加入浓硫酸后，三氯甲烷层呈红色或蓝色，硫酸层有绿色荧光出现。

（3）三氯醋酸反应　试样溶液滴于滤纸上，滴三氯醋酸试液，加热至 60℃ 时产生红色，渐变为紫色的为甾体皂苷。直到 100℃ 时才显红色、红紫色的是三萜皂苷。

（4）冰醋酸-乙酰氯反应　试样溶于冰醋酸中，加入乙酰氯数滴及氧化锌结晶数粒稍加热，则显淡红色或紫红色。

（5）五氯化锑反应　取试样溶于醇或三氯甲烷中，点滴于滤纸上，喷 20% 五氯化锑的三氯甲烷液，干后加热至 60～70℃，显蓝色、灰蓝色斑点。

4. 色谱检识

（1）薄层色谱　皂苷的极性较大，用分配薄层效果较好。亲水性强的皂苷，选用硅胶薄层，要求用极性较大的展开剂才能得到较好效果。常用的展开剂有：三氯甲烷-甲醇-水（65：35：10）（下层），水饱和的正丁醇，正丁醇-乙酸乙酯-吡啶-水（3：1：3），乙酸乙酯-醋酸-水（8：2：1）、三氯甲烷-甲醇（7：3）。

亲脂性强的皂苷和皂苷元，它们的极性较小，用硅胶为吸附剂，应采用亲脂性较强的展开剂，如苯-乙酸乙酯（1：1）、环己烷-乙酸乙酯（1：1）、苯-丙酮（1：1）、三氯甲烷-丙酮（95：5）。皂苷或皂苷元分子中如有羧基、羟基、羰基等基团的取代，则 R_f 值较小。常用的显色剂有三氯醋酸、浓硫酸、50% 硫酸、三氯化锑或五氯化锑、醋酐-浓硫酸及磷钼酸等试剂。

（2）纸色谱　皂苷及皂苷元的纸色谱应用不如薄层色谱效果好。亲水性皂苷的纸色谱，多以水为固定相，展开剂的亲水性也要相应增大。常用的展开剂有乙酸乙酯-吡啶-水（3：1：3）、正丁醇-乙醇-15％氨水（10：2：5），后两种展开剂适宜分离酸性皂苷。分离苷元或亲脂性皂苷多用甲酰胺为固定相，用甲酰胺饱和的三氯甲烷或苯为移动相。常用的显色剂为三氯化锑或五氯化锑。

第五节　皂苷的提取、分离

1. 皂苷的提取

从中药提取皂苷常用乙醇为溶剂提取，回收乙醇，将渣溶于水中，滤除不溶物。滤液中加石油醚、苯等亲脂性有机溶剂萃取。皂苷留在水液中，而油脂色素等亲脂性杂质转于有机溶剂中，被分离出去。再用丁醇萃取水溶液中的皂苷，一些亲水性杂质留在水中，皂苷转溶于丁醇中而分离。蒸干丁醇液得粗制总皂苷。中药用石油醚等亲脂性强的溶剂进行脱脂，再用乙醇加热回流提取放冷，多数皂苷难溶于冷乙醇而析出，如无沉淀析出，浓缩提取液至小体积再放冷，则有皂苷析出。脱脂后，加入二倍量95％乙醇，使蛋白质、多糖类等杂质沉淀除去，回收乙醇再进行适宜处理得皂苷。某些酸性皂苷难溶于冷水，易溶于碱性水液，可用碱水提取皂苷，提取再酸化，使皂苷析出得到粗皂苷。

2. 皂苷的分离

从中药中提得的粗总皂苷往往带有杂质，用溶剂萃取法、氧化镁吸附法、铅盐沉淀法、透析法及胆甾醇沉淀法等除去其中的杂质，得到较好的总皂苷。总皂苷中要进一步得到单体成分，最常用的是色谱法。皂苷极性较大，常用低活性的氧化铝或硅胶柱色谱，洗脱多使用混合溶剂如三氯甲烷-甲醇，甲醇-苯，三氯甲烷-乙酸乙酯-水等。

第六节　皂苷类化合物的实例

1. 甘草中的皂苷

甘草是豆科甘草的干燥根及根茎。具有补脾益气、清热解毒、祛痰止咳、缓急止痛、调和诸药的功能。常用于治疗脾胃虚弱、倦怠乏力、咳嗽痰多、四肢挛急疼痛、痈肿疮毒、缓解药物的毒性和烈性。

（1）结构与性质　甘草中主要含甘草皂苷，又称为甘草酸，因味极甜故又称甘草甜素。甘草皂苷属 β-香树脂型三萜皂苷，结构有羧基，因此是酸性皂苷。由冰醋酸中结晶出的甘草皂苷为柱状结晶，熔点220℃（分解），易溶热水，可溶热稀乙醇，几不溶于无水乙醇或乙醚，甘草皂苷在甘草中常以羧基的钾或钙盐的形式存在，从而增加了水中的溶解度。在其盐类的水溶液中加酸，使成酸性，即产生游离的甘草皂苷，因在酸水中难溶而析出沉淀，沉淀可溶于稀氨水中，此性质可用于甘草皂苷的提取。

甘草皂苷在5％稀硫酸溶液中，加热至110～120℃，即可水解，产生2分子葡萄糖醛酸及1分子甘草皂苷元（又称为甘草次酸）。易溶于乙醇或三氯甲烷，甘草皂苷和甘草次酸都具有促肾上腺皮质激素（ACTH）样的生物活性，临床常用于解毒、抗炎症及治疗胃溃疡。甘草皂苷在工业和食品工业上可作甜味剂。

（2）提取分离　粗皂苷的提取。粗皂苷常从甘草药材或甘草浸膏中提取。

从甘草浸膏中提取甘草皂苷的工艺流程如下。

【提取流程】

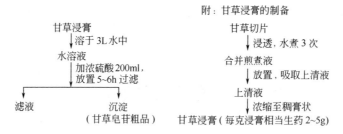

2. 人参中的皂苷

人参为五加科人参的根。具有大补元气、复脉固脱、补脾益肾、生津、安神的功能。常用于体虚欲脱、肢冷脉微、脾虚食少、肺虚喘咳、津伤口渴、阳痿、心力衰竭等症。

（1）结构与性质　人参中的化学成分很复杂，主要含有 10 多种人参皂苷。人参根中含总皂苷的量约 4％，须根中皂苷的含量较主根为高。全植物中以花蕾含皂苷量最多，种子最少。根据人参中皂苷元的结构不同，可将人参皂苷分为 3 种类型：A 型为人参萜二醇型，B 型为人参萜三醇型，此二类属四环三萜中的达玛烷型皂苷；另一类为五环三萜的齐墩果烷型（又称 C 型）。

人参总皂苷大多为白色无定形粉末或无色结晶，味微甘苦，有吸湿性，对酸不稳定，同时侧链发生苷键水解和环合作用，水解产物为人参二醇及人参三醇。

人参总皂苷易溶于水、甲醇、乙醇，可溶于正丁醇、醋酸、乙酸乙酯，不溶乙醚、苯。多呈右旋性。水溶液振摇后能产生强烈的泡沫。人参总皂苷无溶血作用，但经分离后，B 型和 C 型的人参皂苷具有显著的溶血作用，而 A 型人参皂苷则有抗溶血作用。

（2）提取分离　由人参中提取总皂苷可按皂苷提取通法。但从总皂苷中分离出单一成分比较复杂，常需反复进行色谱分离。

3. 柴胡中的皂苷

柴胡为伞科柴胡属植物柴胡、狭叶柴胡的干燥根。具有疏散退热、舒肝、升阳的功能。常用于治疗感冒发热、寒热往来、疟疾、胸胁胀痛、月经不调、子宫脱垂、脱肛等症。

（1）结构与性质　柴胡中含多种三萜类皂苷，是柴胡的有效成分之一，含量为 1％～3％。从根中分出含量较多的皂苷有 3 种，即柴胡皂苷 a、柴胡皂苷 c、柴胡皂苷 d。

柴胡皂苷 a：水解后生成一分子柴胡皂苷元 F，以三氯甲烷为溶剂重结晶，可与三氯甲烷结合成片状结晶，同时得 D-葡萄糖和 D-呋糖各一分子。柴胡皂苷元 F 在酸性条件下，醚键容易开环，可转为柴胡皂苷元 A。

柴胡皂苷 d：水解生成柴胡皂苷元 G 因酸的影响，同时获得 D-葡萄糖和 D-呋糖各一分子。柴胡皂苷元 G 因酸的影响，醚键也开链，转为柴胡皂苷元 D。

柴胡皂苷 c：水解生成 1 分子柴胡皂苷元 E。同时获得 2 分子 D-葡萄糖和 1 分子鼠李糖。柴胡皂苷 d 在提取过程中，亦易受酸的影响而转变为柴胡苷 b，因而通常提取时常获得柴胡皂苷 a、b、c 3 种，但如在提取液中加入少量吡啶，克服酸性，则可分离得到柴胡皂苷 a、c、d。显然柴胡皂苷 b 是提取过程中的产物。柴胡皂苷 b 是一个混合物，柴胡总皂苷为无定形粉末（土黄色），味苦，能溶于水、易溶于甲醇、乙醇、正丁醇、吡啶、二氧六环，难溶于苯、三氯甲烷、乙醚等有机溶剂。无明显熔点，热至 160℃变成红棕色，至 170℃变成暗褐色而分解，具有一般皂苷的性质。

（2）提取分离

【提取流程】

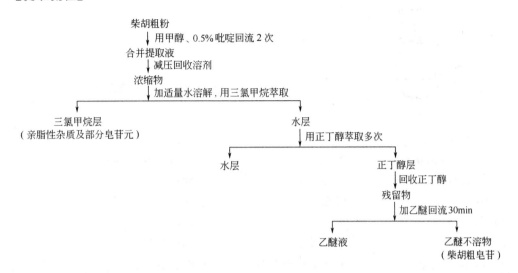

柴胡粗粉
↓用甲醇、0.5%吡啶回流2次
合并提取液
↓减压回收溶剂
浓缩物
↓加适量水溶解，用三氯甲烷萃取

三氯甲烷层　　　　　　　　　　　水层
（亲脂性杂质及部分皂苷元）　　　↓用正丁醇萃取多次

水层　　　　　　　　正丁醇层
　　　　　　　　　　↓回收正丁醇
　　　　　　　　　　残留物
　　　　　　　　　　↓加乙醚回流30min

乙醚液　　　　　　乙醚不溶物
　　　　　　　　　（柴胡粗皂苷）

【流程说明】

① 利用柴胡皂苷可溶于甲醇的性质，用甲醇提取，同时减少水溶性杂质的提出。

② 甲醇中加0.5％吡啶，可克服提取液酸性，防止柴胡皂苷d转变为柴胡皂苷b类成分。

③ 甲醇提取液浓缩后的浓缩物加水，柴胡皂苷可溶于水，亲脂性杂质或皂苷元可转溶于三氯甲烷中，使皂苷和杂质分离。

④ 用正丁醇萃取，可使柴胡皂苷进一步和水溶性杂质分离。

⑤ 回收正丁醇后的残留物用乙醚回流，皂苷不溶于乙醚，亲脂性杂质及苷元溶于乙醚，而进一步纯化。

第七节　实训——薯蓣皂苷元的提取、精制及检识

1. 目的要求

① 掌握甾体皂苷元的提取和精制方法。

② 熟悉甾体皂苷及甾体皂苷元的性质和检识方法。

③ 掌握索氏提取器的应用。

2. 操作原理

薯蓣皂苷属于甾体皂苷，水解可得薯蓣皂苷元。

薯蓣皂苷为白色针状结晶，熔点275～277℃（分解），可溶于甲醇、乙醇、醋酸，微溶于丙酮、戊醇，难溶于乙醚、苯，不溶于水。

薯蓣皂苷元为白色结晶性粉末，熔点204～207℃，可溶于常用的有机溶剂如乙醚、石油醚、汽油及醋酸中，不溶于水。

根据薯蓣皂苷在酸水中加热水解可得薯蓣皂苷元和单糖，利用薯蓣皂苷元不溶于水、易溶于有机溶剂的性质，可用石油醚连续回流将其从水解后的原料中提取出来。

3. 试剂与器材

穿山龙薯蓣粗粉；	硫酸；	石油醚（60～90℃）；
乙酸乙酯；	三氯甲烷；	甲醇；
冰醋酸；	乙酰氯；	氯化锌；
醋酐；	苯；	磷钼酸；
乙醇；	活性炭；	2％血细胞悬浮液。
500ml 圆底烧瓶；	100ml 圆底烧瓶；	索氏提取器；
水浴锅；	抽滤瓶；	布氏漏斗；

硅胶 CMC-Na 薄层板。

4. 操作方法

（1）薯蓣皂苷元的提取　称取穿山龙薯蓣粗粉 50g，置 500ml 圆底烧瓶中，加 8％硫酸水溶液 250ml，室温浸泡 24h，然后直火加热回流 4～6h，冷却，倒去酸水液，药渣用水洗去硫酸后于乳钵内加固体碳酸钠研磨，调节 pH 值至中性，水洗数次，过滤。滤渣研碎，低温（低于 80℃）干燥 12h，再研碎成细粉，装入滤纸筒后于索氏提取器中，用石油醚 300ml，在水浴上加热，连续回流 4～6h。石油醚提取液在水浴上常压回收至 10～15ml 时停止，将浓缩液用吸管转入 100ml 小锥形瓶中，充分冷却，析出结晶，抽滤，固体用少量新鲜石油醚洗涤 2 次，抽滤，干燥，即得薯蓣皂苷元粗品。

（2）薯蓣皂苷元的精制　所得粗品置于 100ml 圆底烧瓶中，用 30～50ml 95％乙醇于水浴上加热溶解（色深时可加 1％～2％活性炭脱色），趁热抽滤，用少量乙醇洗涤滤渣。滤液放置，析出白色针状结晶。收集结晶，烘干得薯蓣皂苷元精品。

（3）薯蓣皂苷与薯蓣皂苷元的检识

① 薯蓣皂苷的检识

泡沫实验：取穿山龙的水浸出液 2ml 置小试管中，用力振摇 1min，应产生大量泡沫，放置 10min，泡沫应没有显著消失。另取试管 2 支，各加入穿山龙热水浸出液 1ml，一管内加入 2ml 10.1mol/L 的氢氧化钠溶液，另一管加入 2ml 0.1mol/L 的盐酸溶液，将两管塞紧用力振摇 1min，观察两管出现泡沫的情况。

溶血试验：取清洁试管 2 支，其中 1 支加入蒸馏水 0.5ml（对照管），另一试管加入穿山龙的水浸液 0.5ml，然后分别加入 0.5ml 0.8％氯化钠水溶液，摇匀，再加入 1ml 2％血细胞悬浮液，充分摇匀，观察溶血现象。

根据下列标准判断结果。

全部溶血：试管中溶液为透明的鲜红色，管底无红色沉淀物。

不溶血：试管中溶液透明但无色，管底沉着大量红细胞，振摇立即发生混浊。

② 皂苷元的检识

磷钼酸试验：薯蓣皂苷元重结晶的乙醇母液点于滤纸片或硅胶薄板上，点加磷钼酸试剂，略加热，观察颜色变化，并与空白对照。

三氯醋酸试验：取薯蓣皂苷元结晶少许置干燥试管中，加等量固体三氯醋酸放在 60～70℃恒温水浴中加热，数分钟后发生颜色变化为由红色→紫色。再将试管继续加热至100℃，观察有无变化。

醋酐-浓硫酸试验：取薯蓣皂苷元结晶少许，置白瓷板上，加醋酐-浓硫酸试剂 2～3 滴，观察颜色由红→紫→蓝，放置后变污绿色。

冰醋酸-乙酰氯试验：取薯蓣皂苷元结晶少许置试管中，加入 1ml 三氯甲烷使溶解，再加入乙酰氯数滴及氯化锌数粒，稍加热，呈现淡红色或紫红色。

③ 薄层检识

吸附剂：硅胶 CMC-Na 薄层板。

样品：薯蓣皂苷元粗品乙醇重结晶母液，薯蓣皂苷元精制品乙醇液。

对照品：薯蓣皂苷元标准品乙醇溶液。

展开剂：石油醚-乙酸乙酯（7∶3）。

显色剂：①5％磷钼酸乙醇液，喷雾后加热，显蓝色斑点；②25％三氯化锑三氯甲烷试剂，喷后 90℃通风加热 10min，显紫红色斑点。

5. 操作说明及注意事项

① 穿山龙在酸液中直火加热回流时，刚开始时应用小火加热，以防泡沫冲出。

② 原料经酸水解后，应充分洗涤呈中性，以免烘干时炭化。

③ 石油醚回流前，烧瓶内要加止爆剂。

④ 由于使用的石油醚极易挥发和燃烧，故应以水浴加热，水浴温度不宜过高（以能使石油醚微沸为宜），回流速度不宜过快，并应加大冷凝水流速，以便冷凝完全。应注意防火。

⑤ 滤纸筒的制法一般用定性滤纸。滤纸筒的高度以超过索氏提取器的虹吸管 1～2cm 为宜，内径应小于索氏提取器的提取管内径。将提取药材滤渣（含皂苷元）倒入滤纸筒内，不要散在筒外，其量装入筒后应低于虹吸管，以免溶剂浸泡不到。然后轻轻压实，盖上一薄层脱脂棉。

思　考　题

1. 皂苷的含义是什么？
2. 因皂苷元结构不同可分几大类？什么又称中性皂苷？什么又称酸性皂苷？
3. 皂苷为什么不能制成针剂？
4. 如何检识皂苷？

（王　勇）

第十一章 其 他 成 分

第一节 氨基酸、蛋白质和酶

一、氨基酸

(一) 概述

氨基酸广泛存在于生物体内，分子中同时含有氨基和羧基。主要分为两类：一类是构成生物体蛋白质的氨基酸，有 20 多种，这类氨基酸大部分在临床上有一定的应用，如精氨酸、谷氨酸用于治疗肝昏迷，组氨酸用于治疗胃及十二指肠溃疡等；另一类是天然氨基酸，约 300 多种，有的为中药的有效成分，如使君子中的使君子氨酸和鹧鸪菜中的海人草酸都有驱蛔虫作用，毛边南瓜子中的南瓜子氨酸有治疗丝虫和血吸虫病的作用；三七中的田七氨酸有止血作用，桑寄生、半夏、天南星中的 γ-氨基丁酸有暂时的降血压作用，天冬、玄参和棉根中的天冬氨素（天冬酰胺）有镇咳平喘的作用，大蒜中大蒜氨酸为蒜辣素前体有抗菌作用等。

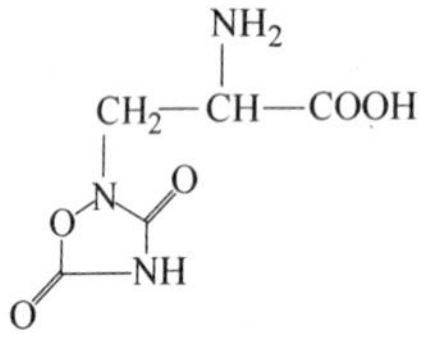

使君子氨酸 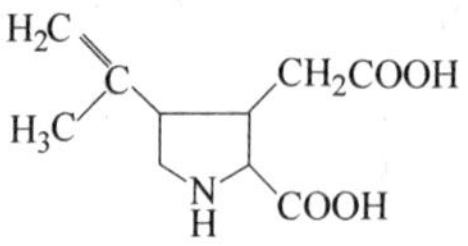　　　　海人草酸 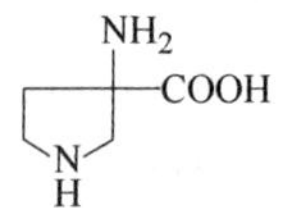　　　　南瓜子氨酸

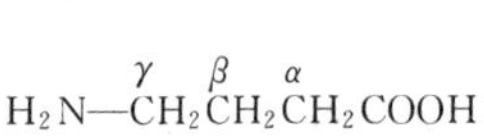

γ-氨基丁酸 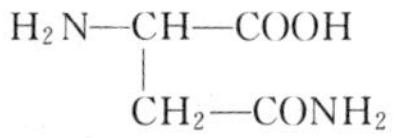　　　　天冬酰胺 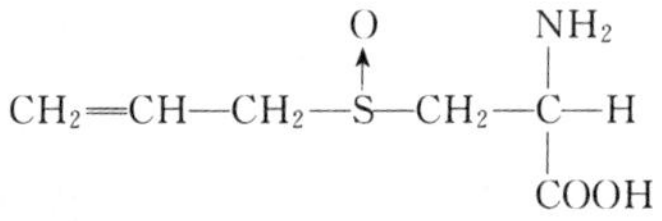　　　　大蒜氨酸

(二) 理化性质

氨基酸多为无色结晶，熔点高，大多可溶于水，易溶于酸、碱，难溶于有机溶剂。氨基酸多有旋光性。

氨基酸分子中既有碱性的氨基又有酸性的羧基，所以是酸碱两性化合物，既能溶于酸水，又能溶于碱水。分子内的氨基和羧基也可以相互作用生成盐，这种盐称内盐。内盐分子中既有阳离子部分又有阴离子部分。当调节 pH 值，使达到某定值时，氨基酸阴、阳离子浓度相等，净电荷为零，在电场中不向任何电极移动，此时溶液的 pH 值称为该氨基酸的等电点。不同氨基酸的等电点不同。在等电点时，溶解度最小，最易从溶液中析出。此性质可用于分离、纯化氨基酸。

(三) 初步鉴定

1. 茚三酮反应

氨基酸与茚三酮溶液加热，可生成蓝紫色化合物。个别氨基酸如脯氨酸、海人草酸显黄色，反应十分灵敏。氨气也有此反应，应避免氨气的干扰。

初步鉴定时可取药材粗粉 0.5～1g，加水 5～10ml，水浴加热 10min，滤过，滤液滴数滴于滤纸上，吹干，加 0.2%茚三酮试剂 1 滴，加热烘烤，显蓝紫色、紫红色或蓝色。

2. 色谱鉴定

应用纸色谱、薄层色谱初步鉴定氨基酸是一种简便而有效的方法。

（1）纸色谱　展开剂：水饱和的酚；正丁醇-醋酸-乙醇-水（4：1：1：2）；甲醇-水-吡啶（80：20：4）等。

（2）薄层色谱　吸附剂：硅胶、纤维素。展开剂：正丁醇-醋酸-水（8：3：1）；乙醇-氨水（4：1）等。

（3）显色剂　茚三酮醇溶液，喷后 110℃加热显色。吲哚醌醇溶液，喷后 110℃加热显色。

（四）提取与分离

1. 提取

中药中的氨基酸一般可用水浸泡，浓缩后加 2 倍量乙醇沉淀去除蛋白质、糖类杂质；或用 70%乙醇回流或冷浸，乙醇提取液经减压浓缩至无醇味。然后再通过适当的阳离子交换树脂，即得总氨基酸。

2. 分离和纯化

同一种中药中往往含有几种或十几种氨基酸，因此，所得总氨基酸还必须进一步分离纯化。一般是先用纸色谱检查含有几种氨基酸，然后再选择分离方法。氨基酸的分离方法有离子交换色谱法、成盐法、等电点法、电泳法等。

二、蛋白质和酶

（一）概述

蛋白质是由 α-氨基酸通过肽键结合而成的一类高分子化合物，是生物体内各组织、细胞的主要构成成分。

酶是一类具有催化作用的蛋白质。一种酶只能催化某一种特定的反应，具有专一性，且酶催化作用特别强。植物中催化苷水解的酶往往和苷类共存于同一组织中，苷类接触到酶后发生水解。

大部分蛋白质和酶被认为是无效成分。但随着研究工作的不断深入，已陆续发现了具有各种活性的蛋白质。如天花粉中的天花粉蛋白有抑制绒毛膜细胞癌和引产作用；槲寄生中的槲寄生蛋白、相思豆中的相思豆蛋白有抗肿瘤作用；番木瓜中的木瓜酶可作驱肠内寄生虫药；水蛭中的蛋白质具有抗凝血作用；牛黄中的水溶性蛋白具有收缩平滑肌和降压作用；菠萝中的菠萝酶有帮助消化蛋白质、驱肠虫、抗水肿及抗炎症的作用。

（二）理化性质

蛋白质是高分子化合物，相对分子质量一般都在 10000 以上，具有胶体的性质，不能透过半透膜，可利用此性质纯化蛋白质。

蛋白质是由氨基酸组成的，分子中仍有游离的氨基和羧基，因此和氨基酸一样也具有等电点。等电点时蛋白质溶解度最小。

大多数蛋白质和酶能溶于水，不溶于有机溶剂。只有少数蛋白质能溶于稀乙醇。

蛋白质在高温、高压、紫外线、强酸、强碱、浓乙醇、重金属盐等作用下，分子的空间结构发生改变，导致生物活性丧失和一些理化性质改变，这种现象称蛋白质的变性。在医药学上用乙醇、紫外线、高温灭菌消毒，在提取中用乙醇沉淀法除去蛋白质等杂质，都是利用蛋白质变性的原理。由于蛋白质变性后就失去了生物活性，因此在提取、分离有生物活性的酶、蛋白质激素等成分时，应选用适当的方法，防止蛋白质变性。

（三）初步鉴定

1. 沉淀反应

蛋白质可与生物碱、重金属盐（如氯化汞、硫酸铜、醋酸铅）、酸性沉淀剂（如三氯醋酸、苦味酸、鞣酸、硅钨酸）等产生沉淀。

2. 双缩脲反应

蛋白质在碱性溶液中与稀硫酸铜溶液作用，显红色或紫红色。

初步鉴定时取 1ml 水浸液，加入 1％硫酸铜溶液和 40％氢氧化钠溶液等量混合液 1～2 滴，振摇，显紫红色。

（四）提取与分离

一般用水冷浸提取。浸出液可加氯化钠、硫酸铵、硫酸钠等无机盐至饱和，析出粗总蛋白质；也可加一定量的乙醇或丙酮，使蛋白质沉淀，经离心分离出粗总蛋白质。粗总蛋白质溶于水中后，可采用分级沉淀、透析、色谱、电泳等方法进行分离纯化。

第二节　有　机　酸

1. 概述

有机酸是指在分子中含有羧基（—COOH）的酸性有机化合物。广泛分布于植物的花、叶、茎、果实、种子、根等部分。如金银花、关木通、马兜铃、升麻、木瓜、枸橼、乌梅及各种水果中都含多种有机酸。常见的有绿原酸、咖啡酸、水杨酸、酒石酸、草酸、柠檬酸、琥珀酸、苹果酸、抗坏血酸、没食子酸、原儿茶酸、阿魏酸等。很多有机酸具有较好的生物活性，如绿原酸具有抑菌、利胆、升高白细胞及止血作用；咖啡酸有止血、镇咳、祛痰作用；水杨酸有解热镇痛作用；琥珀酸具有止咳平喘作用；原儿茶酸是四季青叶中抑菌成分之一；马兜铃总酸具有抗癌、抗感染和增强吞噬细胞活性作用，并可造成肾损害。

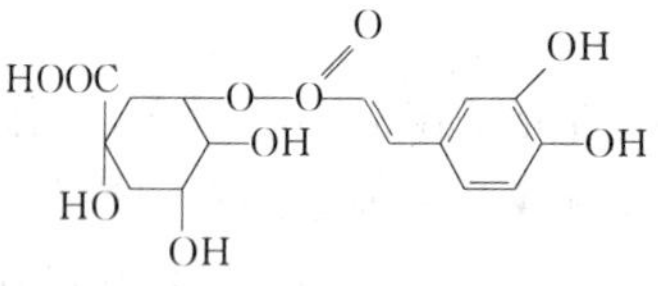

绿原酸 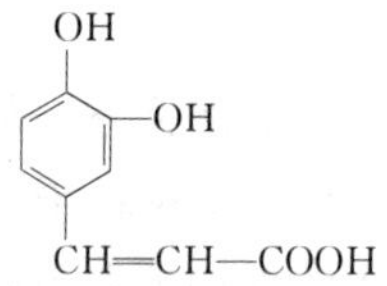　　　　　　　　咖啡酸 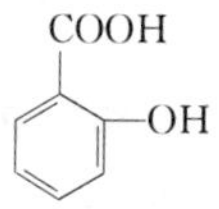　　　　　　水杨酸

琥珀酸（丁二酸）　　　原儿茶酸 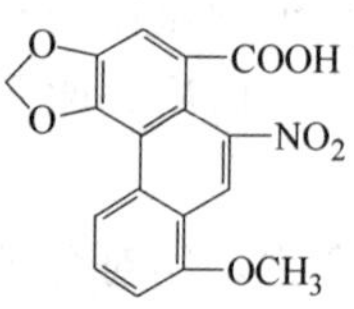　　　　马兜铃酸 A

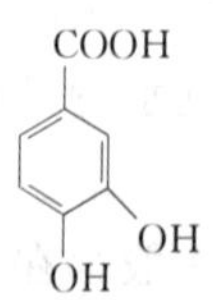

在生物体内除少数游离存在外，多数以钾盐、镁盐或钙盐等形式存在，有的与生物碱成盐，也有少数与醇类结合成酯存在。

2. 理化性质

有机酸具有一般羧酸的性质，低级脂肪酸和不饱和脂肪酸常温时多为液体；高级脂肪酸多为固体。有机酸的溶解度因分子大小而异，小分子有机酸一般易溶于水、乙醇等，难溶于亲脂性有机溶剂；大分子有机酸则易溶于有机溶剂，难溶于水。有机酸的 1 价金属盐易溶于水，而 2 价或 3 价金属盐较难溶于水，利用此性质从中药中提取分离有机酸。有些有机酸具挥发性，能随水蒸气蒸馏，可用水蒸气蒸馏法提取。

3. 初步鉴定

（1）石蕊试纸试验　可使蓝色石蕊试纸变红色。

（2）溴酚蓝试验　可使蓝色溴酚蓝试剂变黄色。

初步鉴定时将提取液滴于滤纸上，再滴加 0.1％溴酚蓝试剂，立即在蓝色背景上显黄色斑点。

（3）薄层色谱鉴定

吸附剂：硅胶、聚酰胺。

展开剂：乙酸乙酯-甲醇-浓氨水（90：5：3）；苯-甲醇-醋酸（95：8：4）；乙酸丁酯-甲酸-水（7：2.5：2.5）等。

显色剂：溴酚蓝乙醇液喷雾，于蓝色背景上呈现黄色斑点。

4. 提取和分离

有机酸多以盐的形式存在，故常用水或碱水提取。提取液经酸化后有机酸沉淀，可去除杂质；亦可将提取液通过强碱型阴离子交换树脂，从树脂中洗出较纯总有机酸。

总有机酸可采用分步结晶、色谱等方法分离。

第三节　酚类化合物

1. 概述

酚类化合物广泛存在于中药中，而且大多中药中的化学类型都含有酚羟基，例如黄酮、蒽醌、香豆素、鞣质等含酚羟基，已在有关章节进行了介绍。在这里主要介绍一些简单的苯酚类化合物。以杜鹃花科、木犀科和柳属、杨属、芍药属、松属等为多，有的具有一定生物活性，例如垂柳和红皮柳树皮中的水杨苷有解热、镇痛、抗风湿等作用；滨蒿中的对羟基苯乙酮为利胆有效成分；连翘中的连翘酚具抗菌作用；仙鹤草中的鹤草酚具有良好的驱绦虫作用；牡丹皮和徐长卿中的丹皮酚具抗炎、镇痛、解痉作用；天麻中的天麻苷有镇静作用等。

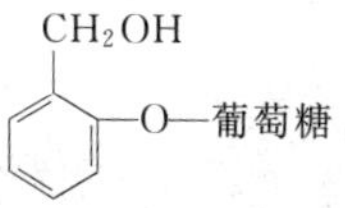

水杨苷 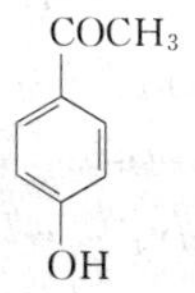　　　　对羟基苯乙酮 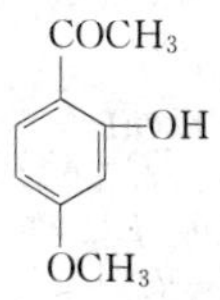　　　　丹皮酚 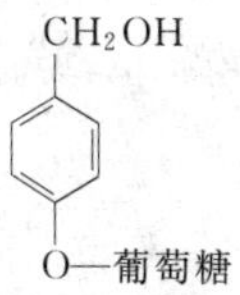　　　　天麻苷

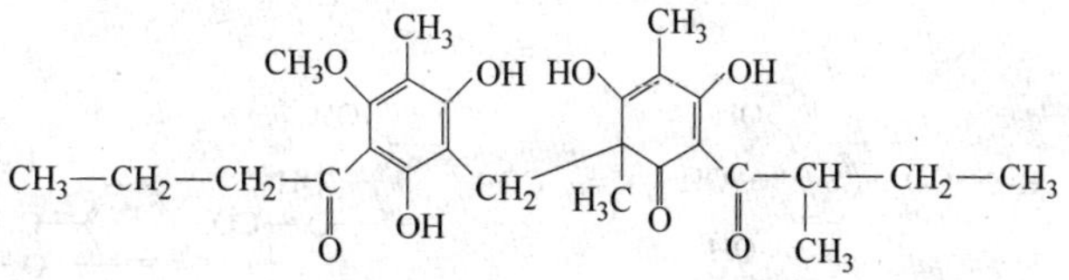

鹤草酚

2. 理化性质

小分子酚类化合物是无色液体，有特殊的臭味；分子较大的酚类成分多为结晶固体。一

些小分子酚类成分有升华性或挥发性，可随水蒸气蒸馏。

酚类一般易溶于有机溶剂，难溶于水。酚类化合物具有酸性，但只能与氢氧化钠生成水溶性盐，不能与碳酸氢钠成盐。

酚类化合物有还原性，易被氧化。多元酚易被氧化，颜色逐渐变深。

3. 初步鉴定

（1）三氯化铁反应　酚类化合物的水溶液或乙醇溶液与三氯化铁试剂反应，产生绿、蓝、紫色。

初步鉴定时取提取液 1ml，加入 1％三氯化铁乙醇溶液 2～3 滴，显绿、蓝或暗紫色。

（2）薄层色谱检识

吸附剂：硅胶 G。

展开剂：环己烷-乙酸乙酯（3：1）；环己烷-三氯甲烷-无水乙醇（7：3：1）等。

显色剂：三氯化铁乙醇溶液喷雾。

4. 提取和分离

酚类化合物一般均能溶于氢氧化钠等强碱中，酸化后又游离并转溶于有机溶剂中，可用碱溶酸沉法提取。另外碱提取后可用离子交换法处理纯化。小分子有挥发性的酚类还可采用水蒸气蒸馏法提取。

第四节　鞣　质

1. 概述

鞣质又称丹宁或鞣酸，是存在于植物中的一类分子较大的、复杂的多元酚类化合物。鞣质能与生兽皮中的蛋白质结合形成致密、柔软、不易腐败又难以透水的皮革，故称鞣质。广泛分布于植物界，在植物的根、茎、皮、叶、果中均有大量存在。鞣质在多数中药中被视为无效成分，但地榆、五倍子、山茱萸、拳参、儿茶、诃子等中药中的鞣质，具有收敛、抗菌、止血、止泻、止痢、解生物碱及重金属中毒等作用，则被认为是有效成分。

根据其结构特征，分为可水解鞣质、缩合鞣质和复合鞣质三类。

（1）可水解鞣质　可水解鞣质具有酯键或酯式苷键。能被酸、碱、酶水解，产生一些小分子的物质而失去鞣质的特性，如大黄中的没食子酰葡萄糖和五倍子中的五倍子鞣质。

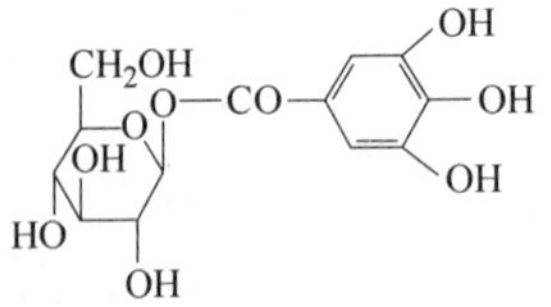

没食子酰葡萄糖

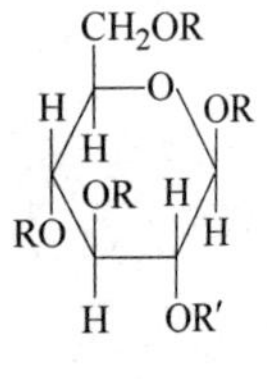

五倍子鞣质 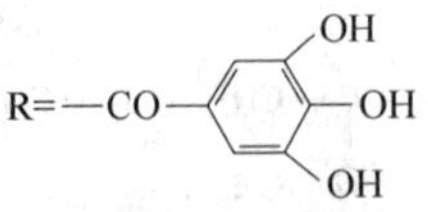　　　没食子酰基 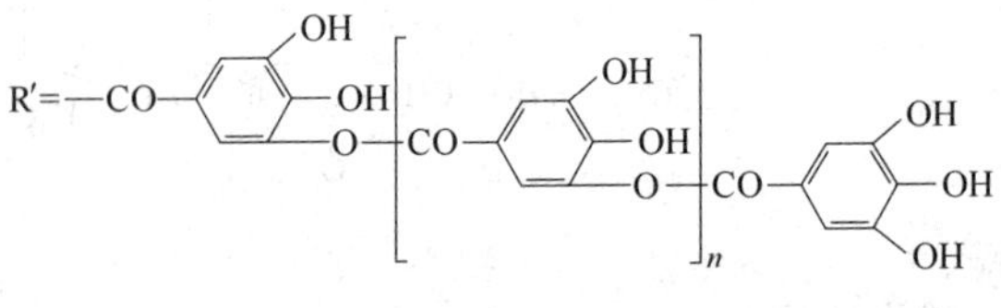　　　　　　　　　$n=0,1,2$

（2）缩合鞣质　缩合鞣质不具有酯键或苷键，不易发生水解反应，相反其水溶液在酸、碱的作用下或长时间放置可发生缩合，生成高分子水不溶性的无定形红棕色沉淀，称为鞣红。缩合鞣质的结构比较复杂，目前尚未完全了解，一般认为黄烷-3-醇类很可能是缩合鞣质的前体化合物，其三聚体以上具有典型的鞣质性质，如肉桂鞣质。缩合鞣质在中药中的分布比可水解鞣质广泛，天然鞣质多数属于此类。

（3）复合鞣质　复合鞣质指既具有可水解鞣质的结构和性质，又具有缩合鞣质的结构和性质的一类复合型鞣质。

2. 理化性质和初步鉴定

（1）性状　鞣质多为无定形粉末，具有吸湿性。

（2）溶解性　鞣质可溶于水和乙醇中，形成胶体溶液，也可溶于丙酮、乙酸乙酯，不溶于乙醚、三氯甲烷、苯、石油醚等极性较小的有机溶剂。

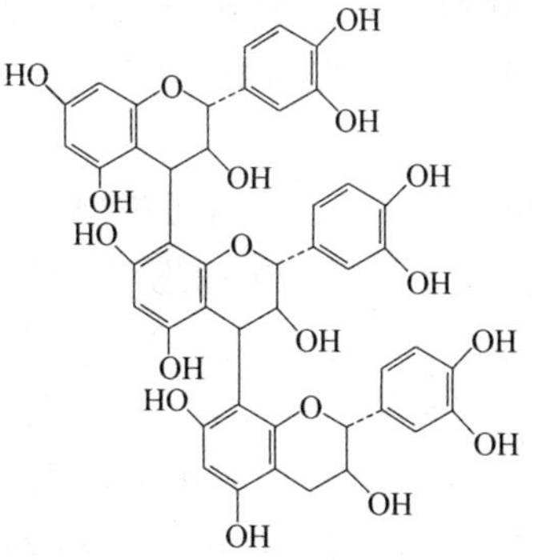

肉桂鞣质 A_1 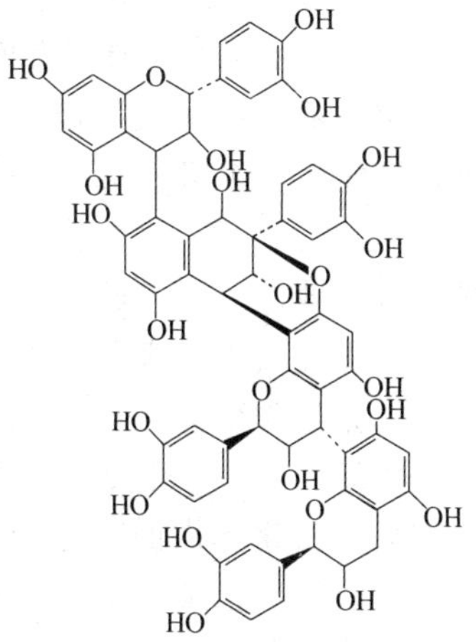　　　　　　　　　肉桂鞣质 D_1

（3）还原性　鞣质为强还原剂，能还原费林试剂。鞣质在空气中尤其在碱性条件下极易被氧化。鞣质水溶液长时间放置或与稀酸共煮，因氧化、聚合作用可生成水不溶性沉淀，这是许多中药注射剂在灭菌贮藏过程中易析出沉淀的原因之一。

（4）与蛋白质的反应　鞣质与蛋白质能结合产生水不溶性的分子复合物。在碱性下，复合物分解回鞣质和蛋白质。临床上用鞣质或复合物作为收敛剂治疗肠炎、腹泻等。工业上用于制革。鞣质的水溶液中加入 NaCl-明胶试剂，可产生类白色沉淀，这可用于鞣质的初步鉴定。

（5）与三氯化铁的反应　鞣质与三氯化铁可发生反应，产生蓝黑色或绿黑色沉淀。产物为蓝黑墨水的主要成分。中草药大多含有鞣质，故中药煎煮时一律不用铁器。此反应可用于鞣质的初步鉴定。

（6）与生物碱和重金属盐的反应　鞣质可与生物碱、重金属盐等作用，生成沉淀。临床上利用此性质，将鞣质作为生物碱或重金属中毒的解毒剂。也可用于鞣质的初步鉴定。

3. 提取和分离

鞣质的提取分离方法可用 95％乙醇提取，将提取液减压浓缩成浸膏，用水溶解鞣质，再咖啡碱沉淀，沉淀物用三氯甲烷抽提，可除去咖啡碱；再用乙酸乙酯提取，即可得鞣质粗品。也可用乙醚-乙醇（4∶1）混合溶剂提取，提取液用水萃取，水层再用乙醚萃取去除杂质，最后水层再减压蒸干即得鞣质粗品。还可用水提取后，用明胶沉淀，沉淀再用丙酮回流，浓缩丙酮液，即可得较纯鞣质。工业上有用水提取，提取液通过喷雾干燥得鞣质粗品。

第五节 糖 类

1. 概述

糖类是生物体内最常见的一类化合物，糖类是植物的贮藏养料和植物细胞的支持物质，同时又是其他有机物的前体，动物和人类的重要营养物质。多数情况下，中药中的糖类被视为无效成分，但许多糖及其衍生物在医药上亦有应用，如葡萄糖、蔗糖、淀粉、糊精、右旋糖酐、山梨醇、纤维素、羧甲基纤维素和主要含糖的蜂蜜、饴糖等常为制剂用辅料或直接药用。近年来发现许多中药中的多糖具有多方面的生理活性，如黄芪多糖、人参多糖等可增强人体免疫功能；灵芝多糖有增强免疫功能、抗肿瘤及保肝护肝等作用。香菇多糖、茯苓多糖、猪苓多糖有抑制肿瘤生长作用；鹿茸多糖可以抗溃疡。因此，多糖正日益引起人们的注意。本节主要介绍多糖。

糖类分为单糖、低聚糖、多糖。多糖是指由 10 个以上单糖通过糖苷键连接而成的大分子化合物。由一种单糖连接成的多糖称均多糖，由 2 种以上单糖连接成的多糖称杂多糖。多糖按在生物体内的功能分为两类，一类是直链型分子，为水不溶的，主要是形成动植物的支持组织，例如植物中的纤维素，甲壳类动物的甲壳素等。另一类是多数为支链型分子，可溶于热水成胶体的，例如动植物体内的贮存养料，经酶水解释放单糖以供应能量的淀粉、菊糖、肝糖原等；植物体内的具有保持水分和作为组织间质的黏液质、黏胶质；植物抗侵袭的树胶；动物体内的保持组织水分和弹性的硫酸软骨素；动物体内一些组织中的润滑剂、撞击缓冲剂和阻滞入侵微生物及毒性物质扩散的透明质酸等。

2. 理化性质

多糖一般为无定型粉末，无甜味，多数具有旋光性，无还原性。

难溶于水或溶于热水成胶体，不溶于亲水性和亲脂性有机溶剂，纤维素和甲壳素类几乎不溶于任何溶剂。

能被酸或酶水解，生成低聚糖或单糖。

3. 莫立许反应

初步鉴定时取药材 10％水浸液 1ml，滴加 2～3 滴 α-萘酚试剂，摇匀，倾斜试管 45°沿试管壁滴加 1ml 浓硫酸，两界面应呈现紫色环。但此反应非多糖专属反应。

4. 提取和分离

多糖的提取是根据其溶解度的不同，选择不同温度的水、稀碱液作溶剂。果胶和阿拉伯聚糖可溶于冷水而不溶于乙醇，可用水冷浸，水提取液适当浓缩后加乙醇，多糖即沉淀析出。黏液质、树胶、菊糖等可溶于热水而不溶于乙醇，可用热水提取，浓缩后加乙醇沉淀得多糖。具有酸性的如半纤维素类能溶于稀碱液，可用 5％氢氧化钠提取，提取液加盐酸中和后，加乙醇，析出多糖。

多糖的分离纯化方法很多，常用的方法有分步沉淀法、钙、锶及钡复盐形成法，凝胶过滤法，离子交换法，活性炭吸附法等。

第六节　木　脂　素

1. 概述

木脂素类化合物是一类由 2 分子苯丙素衍生物（即 6C-3C 单体）聚合而成的天然化合物。广泛分布于植物界，主要存在于被子与裸子植物中，一般在植物的木质部和树脂中较常见。目前已发现 200 多种化合物，还发现有 C_6-C_3 单体的三聚物、四聚物。木脂素类化合物具有多方面的生理活性。例如五味子中的五味子素有降低血清谷丙转氨酶的作用，能促进肝功能和肝组织再生；愈创木树脂中的二氢愈创木脂酸（愈创木脂酸）有抑制细菌作用；牛蒡子中的牛蒡子苷元和细辛中的细辛素有抗肾病变作用；鬼臼属植物中的鬼臼毒素及其衍生物具抗肿瘤作用；厚朴中的厚朴酚、和厚朴酚有肌肉松弛和镇静作用；芝麻中的芝麻脂素是杀虫增效剂等。

木脂素类化合物的母核是由两个 6C-3C 单体构成的。按其 2 个单体聚合的位置可分两类：一类是以侧链中的 β-碳原子聚合而成的称为木脂素类；另一类是非 β-碳原子聚合而成的新木脂素类。通常木脂素类化合物多为 γ 碳原子氧化型，而新木脂素类多为 γ 碳原子非氧化型。而极少数是两者兼有（γ 碳原子氧化型和 γ 碳原子非氧化型），如恩施脂素。

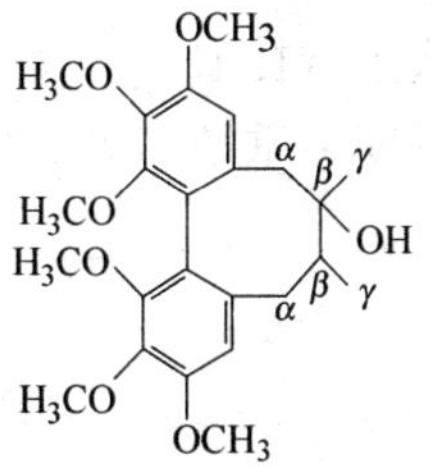

五味子素 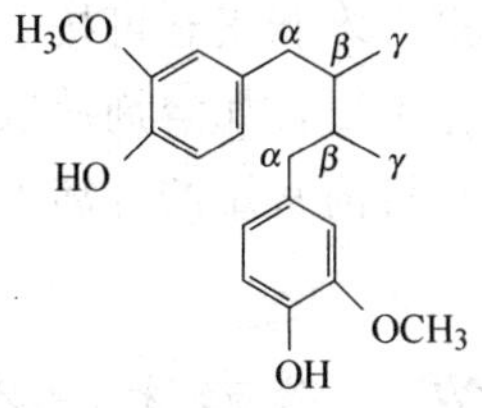　　　　　　　　愈创木脂酸 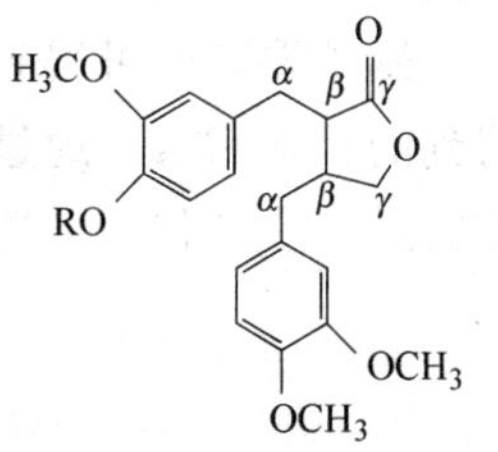　　　　　　牛蒡子苷元：R=H
　　　　　　　　　　　　　　　　　　　　　　　牛蒡子苷：R=葡萄糖

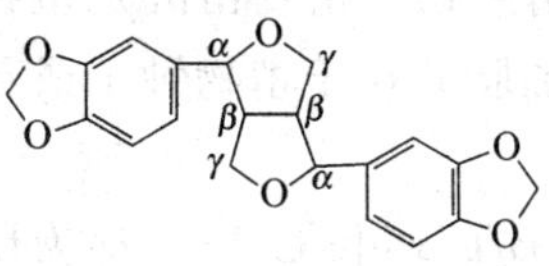

细辛素 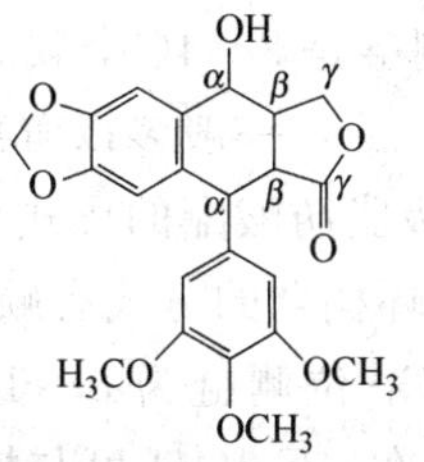　　　　　　　　　　鬼臼毒素 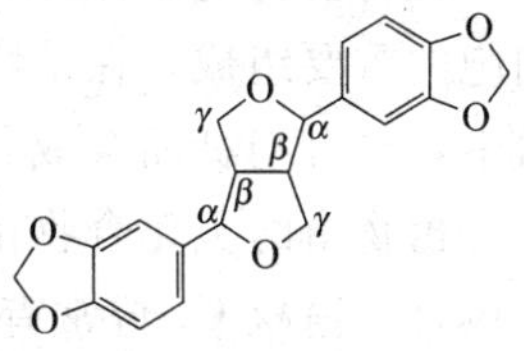　　　　　　　　芝麻脂素

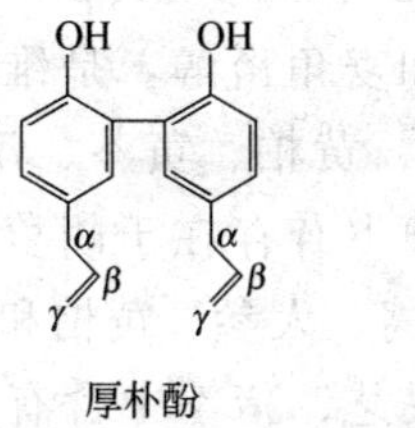

厚朴酚 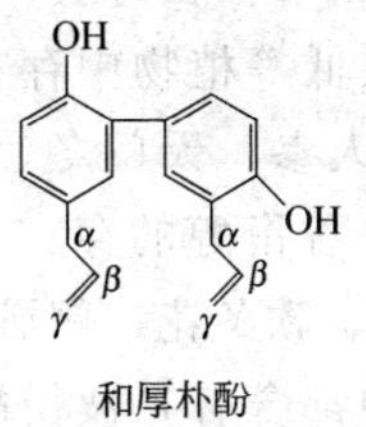　　　　　　　　　和厚朴酚 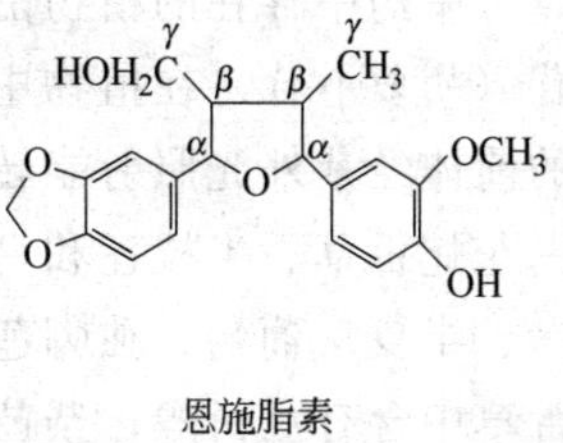　　　　　　　　恩施脂素

木脂素类化合物的苯环上多有酚羟基、甲氧基和亚甲二氧基等，侧链部分常具有醇羟基、内酯环、五元醚环等结构。木脂素类化合物大多以游离形式存在，少数以苷的形式存在。

2. 理化性质

木脂素类化合物多为无色结晶，无挥发性，少数具有升华性。

游离木脂素具亲脂性，难溶于水，溶于乙醇、乙醚、三氯甲烷、苯等。木脂素苷水溶性大。

木脂素类分子中常有多个不对称碳原子，故大部分木脂素具有光学活性。遇酸或碱易异构化，使构型发生改变。木脂素的生理活性与其构型有关，当构型发生改变，生理活性也可能随之改变。如鬼臼毒脂素在碱性溶液中很容易转变为苦鬼臼脂素而失去抗癌活性。

木脂素类化合物结构中常有酚羟基、甲氧基、亚甲二氧基、醇羟基、内酯环和羧基等取代基，因此可有这些官能团所特有的性质。

3. 初步鉴定

木脂素类化合物从化学结构看，结构类型多样，没有特征母核结构，故无特征显色试剂。但可根据木脂素类所含官能团的性质显色。

目前常用硅胶薄层色谱初步鉴定木脂素类。常用的展开剂为三氯甲烷-甲醇（9：1）、三氯甲烷-二氯甲烷（1：1）、三氯甲烷-乙酸乙酯（9：1）和乙酸乙酯-甲醇（19：1）等。常用的显色剂有5％磷钼酸乙醇溶液（120℃加热至斑点明显出现）；三氯化锑试剂（100℃加热10min，紫外光下观察）；茴香醚-浓硫酸试剂或10％硫酸乙醇溶液（110℃加热5min）。

4. 提取和分离

游离木脂素最适宜的方法是先用乙醇或丙酮进行提取，提取液浓缩成浸膏，再依次用石油醚、乙醚萃取，即可得到游离木脂素。木脂素苷可按苷类的通法进行提取。

得到的粗木脂素，通过传统的纯化手段，如溶剂萃取、分级沉淀、重结晶等，得到较纯品；如需进一步纯化、分离，色谱法是目前常用的分离木脂素的方法。

第七节 甾醇类化合物

1. 概述

植物甾醇为甾体母核 C_{17} 位侧链是 8～10 个碳原子链状的甾体衍生物。植物甾醇是植物细胞的重要组成，在植物界分布广泛，一般多以游离状态，且常与油脂共存于植物种子或花粉中，也有与糖缩合成苷或以高级脂肪酸酯的形式存在。

植物甾醇类化合物甾核 A/B 环稠合的方式有顺式或反式两种，B/C 环和 C/D 环都为反式稠合。甾核 C_3 位常有 β-OH，C_{17} 位侧链为 8～10 个碳原子构成的脂肪烃基，C_5，6 位、C_7，8 位、C_{22}，23 位常有双键存在。C_5-OH 可与糖成苷或形成脂肪酸酯。

中药中存在的植物甾醇类有谷甾醇、豆甾醇和菠甾醇类。其中 β-谷甾醇及其 β-D-葡萄糖苷（胡萝卜苷）在植物中分布较广。此外，在低等植物中存在的如麦角甾醇，是维生素 D 的前体经紫外光照射能转化为维生素 D_2。如人参、天门冬、蒲黄、黄柏、黄芩、汉防己、白花蛇舌草、半枝莲和乌蔹莓等中已证明有 β-谷甾醇的存在；胡萝卜苷存在于胡萝卜、人参、半夏、葡萄、独脚莲等中；柴胡、汉防己、款冬花、鹤虱、青蒿、人参、黄柏和白花蛇舌草中含有豆甾醇；柴胡、木鳖子、荷莲豆中都含有 α-菠甾醇；灵芝、猪苓中含有麦角甾醇。除上述几类植物甾醇外，其他尚有芜菁甾醇得自芜菁种子油；芸苔甾醇得自菜子油和大豆油；22-羟基胆甾醇。

植物甾醇可作为调节高胆固醇血症的药物，同时减轻动脉粥样硬化。植物甾醇不仅可直接用于消炎降血脂、抗溃疡和防治癌症，而且是当前世界甾体药物迫切需要的重要药源，植物甾醇衍生物（如植物甾醇多糖）在喷雾和口服药中常作为药物载体及营养补充剂。此外，植物甾醇及其衍生物在化妆品、饲料、航空食品添加剂、磨木纸浆光稳定剂、颜料分散剂、纺织柔软剂、汽油乳化剂及畜牧业中的应用也展现出其独特效果和良好开拓前景。

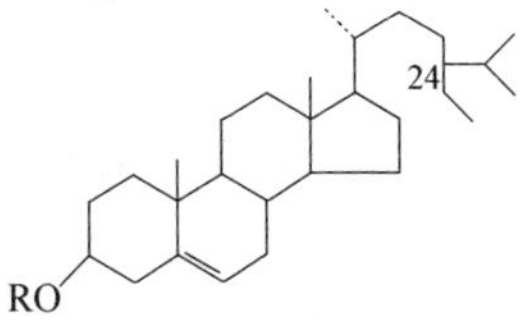

β-谷甾醇：R=H
胡萝卜苷：R=葡萄糖

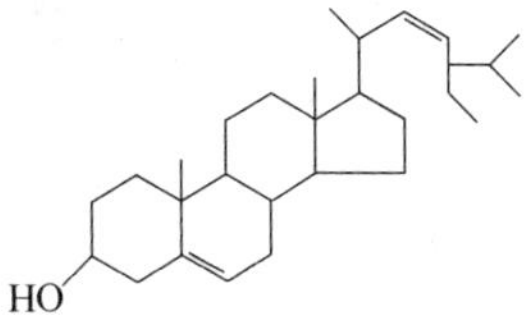

豆甾醇

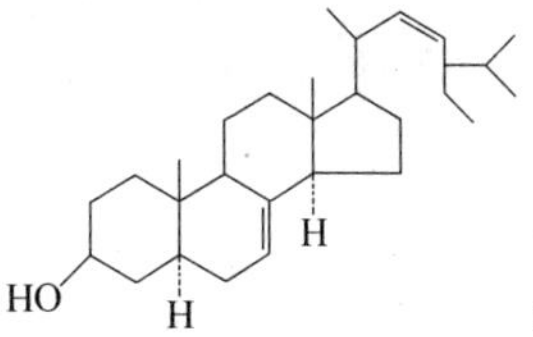

α-菠甾醇

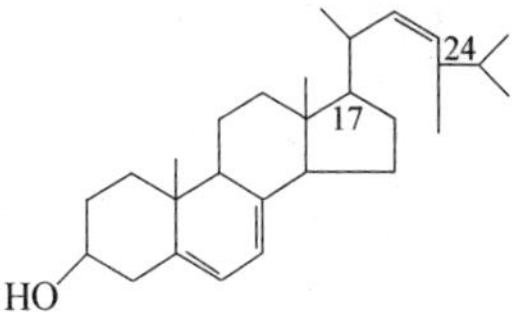

麦角甾醇

2. 理化性质

游离的植物甾醇都具有较好的结晶形状和熔点。易溶于三氯甲烷、乙醚等有机溶剂，难溶于水。其苷类成分，由于多为单糖苷，且在整个分子中糖所占的比例较小，因此其水中溶解度亦较小，可溶于乙醇等亲水性有机溶剂，在亲脂性有机溶剂乙醚、三氯甲烷中亦可溶解。

植物甾醇主要表现为疏水性，但因其结构上带有羟基基团，因而又具有亲水性，在同一个物质结构中同时具有亲水基团和亲油基团使其具有表面活性。

3. 提取分离

中药中的植物甾醇可采用醇（甲醇、乙醇、异丙醇、丁醇）和氯化物（三氯甲烷、二氯甲烷）混合溶剂来提取。还可用超临界 CO_2 萃取法和分子蒸馏法提取植物甾醇，但纯度较差。得到的粗植物甾醇用色谱法纯化。

思 考 题

1. 氨基酸、蛋白质、有机酸、酚类、多糖、甾醇各可用何溶剂提取？

2. 如何区别氨基酸和蛋白质？

3. 鞣质主要分哪两类？此两类鞣质在结构和性质上各有何特点？

4. 鞣质具有哪些化学性质？

5. 如何检识中草药提取液中是否含有鞣质？

6. 木脂素的基本结构特征是（ ）

A. 单分子 6C-3C　　　B. 二分子 6C-3C 缩合　　　C. 多分子 6C-3C 缩合

7. 木脂素分子结构中常含有_____、_____、_____、_____、_____或_____等，因此分别呈各官能团所特有的化学性质。

（李晓瑜）

附　录

一、常用检识试剂的配制

（一）生物碱沉淀试剂

（1）碘化铋钾试剂　取次硝酸铋 8g 溶于 30％硝酸（相对密度 1.18）17ml 中，搅拌下慢慢滴加碘化钾水溶液（碘化钾 27g 溶于 20ml 水中），静置一夜，取上层清液，加蒸馏水稀释至 100ml。

改良碘化铋钾试剂

甲液：取次硝酸铋 0.85g 溶于冰醋酸 10ml 中，加水 40ml。

乙液：取碘化钾 8g 溶于水 20ml 中。

溶液甲和乙等量混合，于棕色瓶中可以保存较长时间，可作沉淀试剂用，如作层析显色剂用，则取上述混合液 1ml 与醋酸 2ml、水 10ml 混合即得。

（2）碘化汞钾试剂　取氯化汞 1.36g 和碘化钾 5g 各溶于水 20ml 中，两液混合后加水稀释至 100ml。

（3）碘-碘化钾试剂　取碘 1g 和碘化钾 10g，溶于水 50ml 中，加热，加醋酸 2ml，再用水稀释至 100ml。

（4）硅钨酸试剂　取硅钨酸 5g，溶于水 10ml 中，加盐酸少量调至 pH 值为 2。

（5）磷钨酸试剂　取钨酸钠 20g，磷酸（相对密度为 1.13）10g 与水 100ml 混溶后，加热煮沸 20min，稍冷后加盐酸至酸性。

（6）磷钼酸试剂　取磷钼酸钠 20g，溶于硝酸中，加水稀释成 10％溶液。

（7）苦味酸试剂　取苦味酸 1g，溶于水 100ml 中。

（8）鞣酸试剂　取鞣酸 1g，加乙醇 1ml，溶解后再加水至 10ml。

（9）硫酸铈-硫酸试剂　取硫酸铈 0.1g，混悬于水 4ml 中，加入三氯醋酸 1g，加热至沸，逐滴加入浓硫酸至澄清。

（二）苷类检出试剂

1. 糖的检出试剂

（1）费林试剂

甲液：取结晶硫酸铜 6.93g，加水至 100ml。

乙液：取酒石酸钾钠 34.6g 及氢氧化钠 10g，加水至 100ml。使用时甲、乙两液等量混合即得。

（2）α-萘酚试剂

甲液：取 α-萘酚 1g，加 95％乙醇至 10ml。

乙液：浓硫酸。使用时分别加入两液。

（3）氨性硝酸银试剂　取硝酸银 1g，加水 20ml 溶解，向其中小心滴加适量的氨水，随加随搅拌，至开始产生的沉淀将近全溶为止，过滤。

（4）苯胺-邻苯二甲酸试剂　　取苯胺 0.93g 及邻苯二甲酸 1.6g，溶于水饱和的正丁醇 100ml 中。

（5）2-脱氧糖试剂

甲液：取 1% 三氯化铁水溶液 0.5ml，加冰醋酸至 100ml。

乙液：浓硫酸。使用时分别加入两液。

2．酚类检出试剂

（1）三氯化铁试剂　　5% 三氯化铁水溶液或乙醇溶液。

（2）三氯化铁铁氰化钾试剂

甲液：2% 三氯化铁水溶液。

乙液：1% 铁氰化钾水溶液。应用时甲、乙两溶液等量混合或分别滴加。

（3）香草醛-盐酸试剂　　取香草醛 0.5g，溶于盐酸 50ml 中。

（4）重氮化试剂

甲液：取对硝基苯胺 0.35g，溶于浓盐酸 5ml。

乙液：取亚硝酸钠 5g，加水至 50ml。应同时取甲、乙两液等量在冰水浴中混合后备用。

本试剂系由对硝基苯胺和亚硝酸钠在强酸性下经重氮化作用而成。由于重氮盐不稳定很容易分解，故本试剂应在临用时配制。

（5）4-氨基安替比林乙醇溶液

甲液：2% 氨基安替比林乙醇溶液

乙液：8% 铁氰化钾水溶液（或用 0.9% 4-氨基安替比林和 5.4% 铁氰化钾水溶液）。应用时分别加入。

3．黄酮类检出试剂

（1）盐酸-镁粉试剂　　浓盐酸和镁粉。

（2）三氯化铝试剂　　2% 三氯化铝乙醇或甲醇溶液。

（3）碱式醋酸铅（或醋酸铅）试剂　　饱和碱式醋酸铅（或饱和醋酸铅）水溶液。

（4）氢氧化钾试剂　　10% 氢氧化钾水溶液。

（5）氧氯化锆试剂　　2% 氧氯化锆甲醇溶液。

（6）锆-枸橼酸试剂

甲液：2% 氧氯化锆甲醇溶液。

乙液：2% 枸橼酸甲醇溶液。应用时分别加入。

4．蒽醌类检出试剂

（1）氢氧化钾试剂　　10% 氢氧化钾水溶液。

（2）醋酸镁试剂　　1% 醋酸镁甲醇溶液。

（3）硼酸试剂　　1% 硼酸水溶液。

（4）浓硫酸试剂　　浓硫酸。

（5）碱式醋酸铅试剂　　参见黄酮类检出试剂（3）。

5．香豆素类及内酯类检出试剂

（1）盐酸羟胺-三氯化铁试剂

甲液：新鲜配制的 1mol/L 羟盐酸盐的甲醇溶液。

乙液：1.1mol/L 氢氧化钾甲醇溶液。

丙液：取三氯化铁 1g 溶于 1％盐酸 100ml 中，应用时甲、乙、丙三溶液按次序滴加，或甲、乙两溶液等量混合滴加后再加丙液。

（2）内酯环的开环-闭环试剂

甲液：1％氢氧化钠水溶液。

乙液：2％盐酸溶液。

（3）重氮化试剂　参见酚类检出试剂（4）。

（4）4-氨基安替比林-铁氰化钾试剂　参见酚类检出试剂（5）。进行（3）、（4）试验时，样品应先加 3％碳酸钠水溶液，加热处理后再分别滴加试剂。

（5）间硝基苯试剂　2％间硝基苯乙醇液。

6. 强心苷类检出试剂

（1）碱性 3,5-二硝基苯甲酸试剂

甲液：2％ 3,5-二硝基苯甲酸甲醇溶液。

乙液：1mol/L 氢氧化钾水溶液。应用前甲、乙两液等量混合。

（2）碱性苦味酸试剂

甲液：1％苦味酸水溶液。

乙液：10％氢氧化钠水溶液。应用前甲、乙两液以 9：1 混合。

（3）碱性亚硝酰铁氰化钠试剂

甲液：吡啶。

乙液：0.5％亚硝酰铁氰化钠水溶液。

丙液：10％氢氧化钠水溶液。

7. 皂苷类检出试剂

（1）红细胞混悬液（溶血试验试剂）　取新鲜兔血（由心脏或耳静脉取血）适量，用洁净小毛刷迅速搅拌，除去纤维蛋白，用生理盐水反复离心洗涤至上清液无色后，量取沉降红细胞，加入生理盐水配成 2％混悬液，贮于冰箱内备用（贮存期 2～3 天）。

（2）醋酐-浓硫酸试剂

甲液：醋酐。

乙液：浓硫酸。

（3）浓硫酸试剂　浓硫酸。

8. 含氰苷类检出试剂

（1）苦味酸钠试纸　取适当大小的滤纸条，浸入苦味酸饱和水溶液，浸透后取出，晾干，再浸入 10％碳酸钠水溶液内，迅速取出，晾干即得。

（2）亚铁氰化铁（普鲁士蓝）试剂

甲液：10％氢氧化钾水溶液。

乙液：10％硫酸亚铁水溶液（用前配制）。

丙液：10％盐酸水溶液。

丁液：5％三氯化铁水溶液。

（三）甾体和三萜类检出试剂

（1）醋酐-浓硫酸试剂　参见皂苷类检出试剂（2）。

（2）三氯甲烷浓硫酸试剂

甲液：三氯甲烷。

乙液：浓硫酸。

（3）三氯化锑试剂　取三氯化锑 25g，溶于三氯甲烷 75g 中（亦可用三氯甲烷或四氯化碳的饱和溶液）。

（4）五氯化锑试剂　五氯化锑和三氯甲烷（或四氯化碳）按 1：4 在用前配制。

（5）间二硝基苯试剂

甲液：2％间二硝基苯乙醇溶液。

乙液：14％氢氧化钾乙醇溶液。用前等量混合。

（6）三氯醋酸试剂　取三氯醋酸 3.3g，溶于三氯甲烷 10ml 中，再加入过氧化氢 1～2 滴。

（7）香草醛-硫酸试剂　1％香草醛 60％硫酸液或取香草醛 0.5g 溶于 100ml 硫酸-乙醇（4：1）混合液中。

（四）鞣质检出试剂

（1）氯化钠-明胶试剂　取白明胶 1g，溶于 10％的氯化钠水溶液 100ml 中。

（2）醋酸铅试剂　饱和醋酸铅水溶液。

（3）对甲基苯磺酸试剂　取硫酸铁铵结晶 1g，加水至 100ml。

（4）铁铵明矾试剂　取硫酸铁铵结晶 1g，加水至 100ml。

（5）咖啡碱等生物碱试剂　0.1％咖啡碱水溶液。

（五）氨基酸、多肽和蛋白质检出试剂

（1）双缩脲试剂

甲液：1％硫酸铜水溶液。

乙液：10％氢氧化钠水溶液。

（2）茚三酮试剂　取茚三酮 0.3g，溶于正丁醇 100ml 中，再加醋酸 3ml 即得。或取茚三酮 0.2g，溶于 100ml 丙酮或乙醇中。

（3）鞣酸试剂　参见生物碱检出试剂（8）。

（六）有机酸检出试剂

（1）溴酚蓝试剂　0.1％溴酚蓝乙醇溶液。

（2）芳香胺还原糖试剂　取苯胺 5g 和木糖 5g，溶于 100ml 50％乙醇中。

（七）其他检出试剂

（1）重铬酸钾硫酸试剂　取重铬酸钾 5g，溶于 100ml 40％的硫酸水溶液中。

（2）荧光素-溴试剂

甲液：0.1％荧光素乙醇溶液。

乙液：5％溴的四氯化碳溶液。甲液喷后，再用乙液熏。

（3）碘试剂　碘蒸气熏。

（4）碱性高锰酸钾试剂

甲液：1％高锰酸钾水溶液。

乙液：5％碳酸钠水溶液。应用时等量混合。

（5）2,4-二硝基苯肼试剂　取 0.5g 2,4-二硝基苯肼溶于甲醇 100ml 中，并加 25％盐酸 1ml。

（6）呫吨氢醇冰醋酸试剂　取呫吨氢醇 10mg，溶于冰醋酸 100ml（含 1％盐酸）中。

二、薄层色谱及纸色谱常用显色剂的配制及显色方法

（一）通用试剂

（1）重铬酸钾-硫酸试剂　检查一般有机物。

显色剂：取重铬酸钾 5g，溶于 40％硫酸 100ml 中。

薄层检查：喷洒后热至 150℃至斑点出现。

（2）荧光素-溴试剂　检查不饱和化合物。

显色剂：配制见附录中一。

喷洒后处理：喷洒荧光素溶液后，放置存有溴溶液的缸内，可于紫外灯下检查荧光，荧光素与溴化合成曙红（无荧光），而不饱和化合物化合成溴加成物，保留了原有荧光；若点样量较多，则呈黄色斑点，底板呈红色。

（3）碘试剂　检查一般有机物，方法有二。

① 将色谱板放密闭缸内或瓷盘内，缸内预先放有碘结晶少许，大部分有机化合物呈棕色斑点。

② 将色谱板放在碘蒸气中 5min（或喷 5％碘的三氯甲烷溶液），取出置空气中待过量的碘蒸气全部挥发后，喷 1％淀粉的水溶液，斑点转成蓝色。

（4）硫酸试剂　通用。

显色剂：5％的浓硫酸乙醇溶液，15％浓硫酸正丁醇溶液或浓硫酸-醋酸（1：1）。

喷洒后处理：空气中干燥 15min，再热至 110℃直至出现颜色或荧光。

（5）硝酸银-氨水试剂　检查还原性物质。

甲液：0.1mol/L 硝酸银水溶液。

乙液：5mol/L 氨水溶液。

显色剂：临用前甲液与乙液以 1：15 混合。

喷洒后处理：105℃加热 5～10min，至深黑色斑点出现。

（6）磷钼酸、磷钨酸或硅钨酸试剂　检查还原性物质、类脂体、生物碱、甾体。

显色剂：5～10％磷钼酸（或磷钨酸或硅钨酸）乙醇溶液。

喷洒后处理：120℃加热至出现斑点。

（二）生物碱

（1）硫酸铈-硫酸试剂　检查生物碱及含碘化合物。

显色剂：配制见附录中一。

喷洒后处理：110℃加热数分钟至斑点出现。

（2）改良碘化铋钾试剂　检查生物碱及其他含氮化合物。

显色剂：配制见附录中一。

（3）碘化汞钾试剂　检查生物碱。

制备液：配制见附录中一。

显色剂：取制备液加 1/10 体积的 17％盐酸。

喷洒后处理：观察斑点，并于紫外灯下检出。

（4）钒酸钠-浓硫酸试剂　检查生物碱。

1％钒酸钠的浓硫酸溶液。与多种生物碱呈不同颜色。

（5）碘-碘化钾试剂　检查生物碱。

显色剂：配制见附录中一。

（三）酚类、鞣质

（1）三氯化铁试剂　检查酚类及羟肟酸。

显色剂：1％～15％三氯化铁的水溶液或乙醇溶液，并加盐酸少许。羟肟酸呈红色斑点，酚类呈蓝色斑点或绿色斑点。

（2）铁氰化钾-三氯化铁试剂　检查酚类、芳香胺类及还原性物质。

显色剂：配制见附录中一。

喷洒后处理：喷洒后酚性物质呈蓝色斑点。再喷 2mol/L 盐酸，能使颜色加深，纸色谱可用稀盐酸洗去显色剂。

（3）4-氨基安替比林-铁氰化钾试剂　检查酚类。

显色剂：配制见附录中一。

方法：先喷洒甲液，再喷洒乙液，即呈色，或再放入密闭缸内，缸内放 25％氨水，即产生橙红至深红色。

（4）对氨基苯磺酸、重氮盐试剂　检查酚类、芳香胺类及能偶合的杂环化合物。

显色剂：取对氨基苯磺酸 4.5g，加热溶于 120mol/L 盐酸 45ml 中，用水稀释至 500ml，取稀释液 10ml 用冰冷却，加冷 4.5％亚硝酸钠水溶液 10ml，0℃放置 15min（此试剂于 0℃可保存 3d），用前加等体积 1％碳酸钠水溶液。

一般重氮化试剂，也可用联苯胺、对硝基苯胺等。

（5）对甲苯磺酸试剂　检查甾体、黄酮、鞣质。

显色剂：20％对甲苯磺酸三氯甲烷溶液。

喷洒后处理：100℃加热数分钟，紫外灯下检查荧光斑点。

（四）含氧杂环及蒽醌类

（1）三氯化铝试剂　检查黄酮。喷洒 1％三氯化铝乙醇液于紫外灯下检示，呈黄色荧光。

（2）碱式醋酸铅　检查黄酮。

显色剂：配制见附录中一。

于紫外灯下检查荧光斑点。

（3）醋酸镁试剂　检查蒽醌苷、苷元及黄酮。

显色剂：0.5％醋酸镁甲醇溶液。

喷洒后处理：90℃加热 5min，蒽醌衍生物呈红色至紫红色斑点。黄酮类显蓝色荧光或黄色。

（4）氢氧钾试剂　检查香豆素、蒽醌苷及苷元。

显色剂：5％～10％氢氧化钾的甲醇溶液。

于日光及紫外灯下检查斑点。

（5）间硝基苯试剂　检查香豆素及内酯。

显色剂：配制见附录中一。

喷洒后处理：70～100℃加热。内酯类呈紫红色斑点。

（五）甾体、萜类

（1）三氯化锑试剂　检查甾体、萜类、皂苷。

显色剂：配制见附录中一。

喷洒后处理：100℃加热 15min，于紫外灯下检查荧光。

（2）五氯化锑试剂　检查甾体、萜类、皂苷。

显色剂：配制见附录中一。

喷洒后处理：120℃加热至斑点出现，并于紫外灯下检查。

（3）香草醛-硫酸试剂　检查高级醇类、酚类、甾体、萜类、芳香油。

显色剂：配制见附录中一。

喷洒后处理：室温或120℃加热观察显色斑点。

（4）4-二甲氨基苯甲醛试剂　4-二甲氨基苯甲醛 0.25g，溶于醋酸 50ml，85％磷酸 5g 和水 20ml 的混合液中（棕色瓶中可保存数月）。

烃在室温即成蓝紫色斑点，前体于80℃加热 10min 出现蓝紫色斑点。

（5）氯胺 T-三氯醋酸试剂　检查强心苷。

显色剂：甲液，3％氯胺 T 水溶液新鲜制备；乙液，25％三氯醋酸乙醇溶液（能保存数天）。用前取甲液 10ml，乙液 40ml 混合。

喷洒后处理：110℃加热 7min，于紫外灯下检示，呈蓝色或黄色荧光。

（6）亚硝基铁氰化钠-氢氧化钠试剂　检查不饱和内酯、甲基酮或活性次甲基，常用于强心苷等。

显红色或紫色斑点。

（7）3,5-二硝基苯甲酸试剂　检查强心苷、α-不饱和内酯、β-不饱和内酯。

显色剂：配制见附录中一。

强心苷呈紫红色斑点。

（六）糖类

（1）邻苯二甲酸苯胺试剂　检查还原糖。

显色剂：配制见附录中一。

喷洒后处理：105℃加热 10min。

（2）2,3,5-三苯四氮盐试剂　检查还原糖及其他还原物质。

甲液：4％ 2,3,5-三苯四氮盐甲醇溶液。

乙液：1mol/L 氢氧化钠。

用前将甲、乙两液等体积混合。

喷洒后处理：100℃加热 5～10min，得红色斑点。

（3）三氯化铁-冰醋酸试剂　检查 2-脱氧糖，常用于强心苷。

试液：冰醋酸 100ml 加三氯化铁试剂 0.5ml 混合均匀。

取试样 1mg 加试液 2ml 溶解后，沿试管壁滴入浓硫酸 2ml，接触面即显棕色，渐变浅绿，蓝色。最后冰醋酸层全部染成蓝色。

（4）1,3-二羟基萘-磷酸试剂　检查糖类。

显色剂：0.2％ 1,3-二羟基萘乙醇溶液 100ml，与 85％磷酸 10ml 混合。

喷洒后处理：100～105℃加热 5～10min。

（七）氨基酸、肽、蛋白质

（1）茚三酮试剂　检查氨基酸及氨基糖。

显色剂：配置见附录中一。

喷洒后处理：110℃加热至斑点出现。

（2）吲哚醌试剂　检查氨基酸及一些肽。

显色剂：0.2％吲哚醌丙酮溶液并含4％醋酸；或取1％吲哚醌丙酮溶液100ml，加醋酸10ml。

喷洒后处理：100～110℃加热10min。

（3）1,2-萘醌-4-磺酸钠试剂　检查氨基酸。

1,2-萘醌-4-磺酸钠0.02g，溶于5％碳酸钠水溶液100ml中（新鲜配制）。

喷洒后处理：室温晾干，不同氨基酸出现不同颜色。

（4）酸性蒽醌紫试剂　检查蛋白质。

显色剂：0.05％酸性蒽醌紫溶液100ml加0.5ml硫酸。显紫色。氨基酸、肽均不显色。

（5）溴百里蓝钠盐试剂　检查氨基酸、肽和蛋白质。

显色剂：0.1％溴百里蓝钠盐水溶液。

喷洒后处理：稍烘一下，呈蓝紫色或绿色，背景为黄色。

（八）有机酸

（1）酸碱指示剂　检查有机酸。

显色剂：0.05％溴酚蓝（或溴甲粉绿或溴麝香草酚蓝）的乙醇溶液。

（2）氧化还原显色剂　检查有机酸。

甲液：0.075％溴甲酚绿及0.025％溴酚蓝的无水乙醇溶液。

乙液：0.5％高锰酸钾及1％含水碳酸钠水溶液。临用时，取甲液和乙液按1∶1混合后喷洒。

喷洒后处理：稳定时间为5～10min。不同的有机酸呈现不同颜色。

（3）吖啶试剂　检查酸。

显色剂：0.005％的吖啶乙醇溶液。

紫外灯下显黄色荧光。

（4）芳香胺-还原糖试剂　检查酸。

显色剂：配制见附录中一。

喷洒后处理：125～130℃加热至出现棕色斑点。

三、常用溶剂的物理性质表

溶剂名称	介电常数	沸点/℃	闪点/℃	相对密度 d_4^{20}	折射率 n_D^{20}	溶解度(20~25℃)/%		可选用的干燥剂
						溶剂在水中	水在溶剂中	
石油醚	1.80	36～60		0.625～0.660		不溶	不溶	$CaCl_2$
正己烷	1.89	69	约-40	0.659	1.375	0.00095	0.0111	Na
环己烷	2.02	81	-21	0.779	1.426	0.010	0.005	Na
二氯六环	2.21	101	-17	1.033	1.422	任意混溶	任意混溶	$CaCl_2$、Na
四氯化碳	2.24	77	12	1.595	1.460	0.077	0.010	蒸馏、$CaCl_2$
苯	2.29	80	不燃	0.879	1.501	0.1780	0.063	蒸馏、$CaCl_2$、Na
甲苯	2.37	111	-10	0.867	1.497	0.1515	0.0334	蒸馏、$CaCl_2$、Na
间二甲苯	2.38	139	6	0.868(d_4^{15})	1.498	0.0196	0.0402	蒸馏、$CaCl_2$、Na
二硫化碳	2.64	46	27	1.264	1.623	0.294	<0.005	$CaCl_2$、P_2O_5
乙醚	4.34	35	-30	0.714	1.350	6.04	1.468	$CaCl_2$、Na

溶剂名称	介电常数	沸点/℃	闪点/℃	相对密度 d_4^{20}	折射率 n_D^{20}	溶解度(20～25℃)/%		可选用的干燥剂
						溶剂在水中	水在溶剂中	
乙酸戊酯	4.75	149	12	0.876(d^{15})	1.400(n_D^{21})	0.17	1.15	$CaCl_2$、P_2O_5
氯仿	4.81	61	13.5	1.480	1.445	0.815	0.072	$CaCl_2$、P_2O_5、K_2CO_3
乙酸乙酯	6.02	77	不燃	0.901	1.372	8.08	2.94	K_2CO_3、P_2O_5、$CaSO_4$
醋酸	6.15	118	7	1.049	1.372	任意混溶	任意混溶	P_2O_5、$Mg(ClO_4)_2$、$CuSO_4$
苯胺	6.89	184	42	1.022	1.585	3.38	4.76	KOH、BaO
四氢呋喃	7.58	66	71	0.887	1.407	任意混溶	任意混溶	KOH、Na
苯酚	9.78(60℃)	182	-17.5	1.071	1.543(n_D^{11})	8.66	28.72	
1,1-二氯乙烷	10	57	79	1.176	1.417	5.03	<0.2	$CaCl_2$、P_2O_5
1,2-二氯乙烷	10.4	84		1.257	1.444	0.81	0.15	$CaCl_2$、P_2O_5
吡啶	12.3	115	15	0.982	1.510	任意混溶	任意混溶	KOH、BaO
异丁醇		108	20	0.803	1.396	4.76		K_2CO_3、CaO、Mg
叔丁醇	12.47	82	28～29	0.789	1.388	任意混溶	任意混溶	K_2CO_3、CaO、Mg
正戊醇	13.9	138	10	0.815	1.410	2.19	7.41	K_2CO_3、CaO、Mg
异戊醇	14.7	132	37.7	0.813(d_4^{15})	1.408	2.67	9.61	K_2CO_3、CaO、Mg
仲丁醇	16.56	100	45.5	0.806	1.398	12.5	44.1	K_2CO_3、蒸馏
正丁醇	17.5	118	24	0.810	1.397	7.45	20.5	K_2CO_3、蒸馏
环己酮	18.3	156	36～36	0.948	1.451	2.3	8.0	K_2CO_3、蒸馏
丁酮	18.5	80	63	0.806	1.380	24	10.0	K_2CO_3、$CaCl_2$
异丙醇	19.92	82	2	0.787	1.378	任意混溶	任意混溶	CaO、Mg
正丙醇	20.3	97	15	0.804	1.386	任意混溶	任意混溶	CaO、Mg
醋酐	20.7	139	22	1.083	1.390	缓慢溶解生成醋酸	缓慢溶解生成醋酸	$CaCl_2$
丙酮	20.7	56	54	0.791	1.359	任意混溶	任意混溶	$CaCl_2$、K_2CO_3、Na_2SO_4
乙醇	24.6	78	-18	0.791	1.361	任意混溶	任意混溶	CaO、Mg
甲醇	32.7	65	12	0.792	1.329	任意混溶	任意混溶	$CaCl_2$、Mg、CaO
二甲基甲酰胺	36.7	153	11	0.950	1.430	任意混溶	任意混溶	蒸馏
乙腈	37.5	82	62	0.783	1.344	任意混溶	任意混溶	硅胶、分子筛
乙二醇	37.7	197	12.8	1.113	1.432	任意混溶	任意混溶	蒸馏、Na_2SO_4
甘油	42.5	290	111	1.260	1.473	任意混溶	任意混溶	蒸馏
甲酸	58.5	100.5	160	1.220	1.371	任意混溶	任意混溶	
水	80.4	100	不燃	1.000(d_4^4)	1.333	任意混溶	任意混溶	
甲酰胺	111	210.5		1.133	1.448	任意混溶	任意混溶	Na_2SO_4、CaO

注：溶剂极性的大小，及其在色谱洗脱力的大小，决定于溶剂的分子结构，在很大程度上可用介电常数来比较。

四、几种常用溶剂的精制

1. 石油醚

实验室使用的石油醚依其沸点的高低分为 30～60℃、60～90℃、90～120℃ 3 种。石油醚不溶于水，不能和甲醇任意混合。其精制法一般可将工业石油醚 1kg 用工业浓硫酸 80ml 充分振摇，放置，分出下层，再根据硫酸层颜色深浅，酌情振摇处理 2～3 次。石油醚层用少量稀氢氧化钠水溶液洗，再用水洗至中性，无水氯化钙干燥，重蒸，按沸程收集。

2. 苯

相对密度 0.879，沸点 80℃。不溶于水，溶于其他有机溶剂。与水能共沸，其沸点为 69.25℃，共沸物中含水 8.83%。有毒，急性中毒表现在黏膜刺激与神经系统损害，慢性中毒主要表现为抑制骨髓的造血功能。其精制法可以采用精制石油醚的方法，也可利用苯和水成共沸的特点，采用分馏法除水，即除去先蒸出的混浊馏分，待沸点升到80℃时，馏分即为无水苯。

3. 乙醚

相对密度0.714，沸点34.6℃。在水中只能少量溶解，与乙醇、石油醚等有机溶剂能任意混溶。与水的共沸点为34.15℃，馏出物中含1.25%水。乙醚需贮于棕色瓶中，放置后易产生过氧化物。过氧化物的检查，可取乙醚1ml，加入几滴酸性碘化钾溶液，再加淀粉溶液1滴振摇，若变蓝紫色即表示有过氧化物存在。若有过氧化物存在，在蒸馏乙醚时切忌蒸干，以免发生爆炸。乙醚的一般精制法可将工业乙醚用10%亚硫酸氢钠水溶液或硫酸亚铁的酸性水溶液振摇1～3次。除去可能存在的过氧化物，再水洗，无水氯化钙干燥，重蒸。如需制备无水乙醚，可将氯化钙干燥后的乙醚过滤，再用金属钠丝干燥，使用前重蒸即可。无水乙醚在贮存时，可加表面洁净的铁丝，这有助于防止过氧化物的产生。

4. 三氯甲烷

相对密度1.480，沸点61.2℃，不燃烧。在水中溶解度很小，与各种醇及其他溶剂能任意混溶。有毒，主要引起肝脏、肾脏及神经系统损害。纯的三氯甲烷不稳定，在空气中遇光易氧化产生光气，因此一般三氯甲烷中均加入0.5%～1%乙醇作为稳定剂。如需不含乙醇的三氯甲烷，可以先将三氯甲烷用稀氢氧化钠水溶液洗涤，再用水洗2～3次，以无水氯化钙或无水碳酸钾干燥，重蒸。处理后的三氯甲烷应立即使用，不宜存放。三氯甲烷不能用金属钠作干燥剂，因易引起爆炸。此外三氯甲烷宜贮存在棕色瓶中。

5. 乙酸乙酯

相对密度0.901，沸点0.77℃。在水中溶解度约为8%，易溶于其他有机溶剂。与水能共沸，共沸点为70.4℃，共沸混合物含水6.1%。不纯的乙酸乙酯中常杂有少量的醋酸和乙醇。其一般精制法可将工业乙酸乙酯用5%碳酸钠水溶液洗涤1～2次除去醋酸，再用饱和氯化钙水溶液洗涤除去乙醇，最后用无水碳酸钾或硫酸钙干燥，重蒸。

6. 丙酮

相对密度0.791，沸点56.2℃。溶于水、各种醇、乙醚及其他溶剂中。工业丙酮中常含有机杂质，可用高锰酸钾除去。通常精制法是将工业丙酮加1%的固体高锰酸钾，摇匀，放1～2d或加点回流4h，如颜色褪去，可适当补加高锰酸钾，直至回流后紫色不褪为止。以无水硫酸钠干燥，重蒸。丙酮不宜采用金属钠、五氧化二磷作干燥剂。经高锰酸钾处理后，重蒸时不宜蒸干，以免可能产生的过氧化物引起爆炸。

7. 乙醇

相对密度0.791，沸点78.8℃。溶于水以及各种有机溶剂。和水的共沸点为78.17℃，馏出物含4.43%水（质量）。工业乙醇精制的方法是与生石灰（CaO）回流加热2～4h，重蒸。试剂用的无水乙醇常是用苯经共沸的方法制备的，其中含有极少量的苯，因此这种规格的乙醇不适于作测定紫外吸收光谱时的溶剂。

8. 甲醇

相对密度0.792，沸点64.6℃。溶于水、乙醇、乙醚、苯等有机溶剂。有毒。特别对视力有损害。其精制法可用普通蒸馏或分馏进行。如含有醛、酮，可用高锰酸钾大致测定醛、酮含量，加过量的盐酸羟胺回流4h，重蒸。

9. 吡啶

相对密度0.982，沸点115.4℃。溶于水、醇、乙醚、苯等有机溶剂。其精制法可用氢氧化钾干燥后重蒸。

五、常用商品酸碱浓度表

名　称	分子式	相对分子质量	相对密度	每升含量/g	质量百分数/%	物质的量浓度/（mol/L）
盐酸	HCl	36.5	1.18	424	36	11.6
氢溴酸	HBr	80.92	1.50	720	48	9
硫酸	H_2SO_4	98.1	1.84	1766	96	18
硝酸	HNO_3	63.02	1.42	1008	71	16
磷酸	H_3PO_4	98	1.70	1445	85	14.7
甲酸	$HCOOH$	46.02	1.20	1080	90	23.5
冰醋酸	CH_3COOH	60.05	1.05	1045	99.5	17.4
氨水	$NH_3 \cdot H_2O$	17.0	0.898	252	28	14.8

参 考 文 献

1 中华人民共和国药典. 2010 年版. 北京：中国医药科技出版社，2010
2 匡海学. 中药化学. 北京：中国中医药出版社，2003
3 张秀琴. 中药化学. 北京：中国中医药出版社，1999
4 陈友梅. 中药化学. 济南：山东科学技术出版社，1988
5 张继杰. 中药化学. 第 2 版. 北京：人民卫生出版社，1993
6 唐得时. 中药化学. 北京：人民卫生出版社，1986
7 宋桂荣. 中药化学. 北京：中国中医药出版社，2004
8 丁林生. 中药化学. 南京：东南大学出版社，2005
9 吴剑锋. 天然药物化学. 北京：人民卫生出版社，2004
10 林启寿. 中草药成分化学. 北京：科学出版社，1977
11 杨红. 中药化学实用技术. 北京：化学工业出版社，2004
12 肖崇厚. 中药化学. 第 2 版. 北京：人民卫生出版社，1994
13 姚新生. 天然药物化学. 第 2 版. 北京：人民卫生出版社，1994
14 徐国钧. 生药学. 第 2 版. 北京：人民卫生出版社，1995
15 卢艳花. 中药有效成分提取分离技术. 北京：化学工业出版社，2005
16 杨其蓝. 天然药物化学. 北京：中国医药科技出版社，1998

全国医药中等职业技术学校教材可供书目

	书　名	书　号	主　编	主　审	定　价
1	中医学基础	7876	石　磊	刘笑非	16.00
2	中药与方剂	7893	张晓瑞	范　颖	23.00
3	药用植物基础	7910	秦泽平	初　敏	25.00
4	中药化学基础	7997	张　梅	杜芳麓	18.00
5	中药炮制技术	7861	李松涛	孙秀梅	26.00
6	中药鉴定技术	7986	吕　薇	潘力佳	28.00
7	中药调剂技术	7894	阎　萍	李广庆	16.00
8	中药制剂技术	8001	张　杰	陈　祥	21.00
9	中药制剂分析技术	8040	陶定阑	朱品业	23.00
10	无机化学基础	7332	陈　艳	黄　如	22.00
11	有机化学基础	7999	梁绮思	党丽娟	24.00
12	药物化学基础	8043	叶云华	张春桃	23.00
13	生物化学	7333	王建新	苏怀德	20.00
14	仪器分析	7334	齐宗韶	胡家炽	26.00
15	药用化学基础（一）	7335	顾　平	张万斌	20.00
16	药用化学基础（二）	7993	陈　蓉	宋丹青	24.00
17	药物分析技术	7336	霍燕兰	何铭新	30.00
18	药品生物测定技术	7338	汪穗福	张新妹	29.00
19	化学制药工艺	7978	金学平	张　珩	18.00
20	现代生物制药技术	7337	劳文艳	李　津	28.00
21	药品储存与养护技术	7860	夏鸿林	徐荣周	22.00
22	职业生涯规划	7992	陆国民　陆祖庆	石伟平	16.00
23	药事法规与管理	7339	左淑芬	苏怀德	24.00
24	医药会计实务	7991	董桂真	胡仁昱	15.00
25	药学信息检索技术	8066	周淑琴	苏怀德	20.00
26	药学基础	8865	潘　雪	苏怀德	21.00
27	医学基础	8798	赵统臣	苏怀德	37.00
28	公关礼仪	9019	陈世伟	李松涛	23.00
29	药学微生物基础	8917	林　勇	黄武军	22.00
30	医药市场营销	9134	杨文章	杨　悦	20.00
31	生物学基础	9016	赵　军	苏怀德	25.00
32	药物制剂技术	8908	刘娇娥	罗志英	36.00
33	药品购销实务	8387	张　蕾	吴阎云	23.00
34	医药职业道德	00054	谢淑俊	苏怀德	15.00
35	药品 GMP 实务	03810	范松华	文　彬	24.00
36	固体制剂技术	03760	熊野娟	孙忠达	27.00
37	液体制剂技术	03746	孙彤伟	张玉莲	25.00
38	半固体及其他制剂技术	03781	温博栋	王建平	20.00
39	全国医药中等职业技术教育专业 技能标准	6282	全国医药职业技术 教育研究会		8.00

欲订购上述教材，请联系我社发行部：010-64519684（张荣），010-64518888
如果您需要了解详细的信息，欢迎登录我社网站：www.cip.com.cn